KENIL J TARPARA
YALLABANDI NIYUTNA
SHAKYA KUMARI LAXMI

O GUIA COMPLETO DE CIRURGIA ORTOGNÁTICA DOS MAXILARES

KENIL J TARPARA
YALLABANDI NIYUTNA
SHAKYA KUMARI LAXMI

O GUIA COMPLETO DE CIRURGIA ORTOGNÁTICA DOS MAXILARES

ScienciaScripts

Imprint

Any brand names and product names mentioned in this book are subject to trademark, brand or patent protection and are trademarks or registered trademarks of their respective holders. The use of brand names, product names, common names, trade names, product descriptions etc. even without a particular marking in this work is in no way to be construed to mean that such names may be regarded as unrestricted in respect of trademark and brand protection legislation and could thus be used by anyone.

Cover image: www.ingimage.com

This book is a translation from the original published under ISBN 978-620-8-22483-7.

Publisher:
Sciencia Scripts
is a trademark of
Dodo Books Indian Ocean Ltd. and OmniScriptum S.R.L publishing group

120 High Road, East Finchley, London, N2 9ED, United Kingdom
Str. Armeneasca 28/1, office 1, Chisinau MD-2012, Republic of Moldova, Europe
Printed at: see last page
ISBN: 978-620-3-84736-9

ÍNDICE

INTRODUÇÃO

A palavra "ortognática" deriva da palavra grega "ortho" que significa endireitar e "gnathia" que significa maxilares. A cirurgia ortognática é a arte e a ciência do diagnóstico, do planeamento do tratamento e da execução do tratamento através da combinação da ortodontia e da OMFS para corrigir as deformações musculoesqueléticas, dento-ósseas e dos tecidos moles dos maxilares e estruturas associadas.

A cirurgia ortognática, também conhecida como **cirurgia corretiva dos maxilares** ou **simplesmente cirurgia dos maxilares**, é uma cirurgia concebida para corrigir condições dos maxilares e da face inferior relacionadas com a estrutura, o crescimento, problemas das vias respiratórias, incluindo apneia do sono, distúrbios da ATM, problemas de má oclusão resultantes principalmente de desarmonias esqueléticas e outros problemas ortodônticos da mordida dentária que não podem ser facilmente tratados com aparelhos, bem como a vasta gama de desequilíbrios faciais, desarmonias, assimetrias e más proporções em que a correção pode ser considerada para melhorar a estética facial e a autoestima.

Atualmente, o tratamento cirúrgico ortognático para a deformidade dentofacial consiste em procedimentos ortognáticos padrão para corrigir a deformidade da mandíbula, bem como em procedimentos adjuvantes para melhorar os contornos dos tecidos duros e moles. A cirurgia ortognática é efectuada para reposicionar a maxila, a mandíbula ou o queixo e é o tratamento de base para os doentes demasiado velhos para a modificação do crescimento e para as condições dento-faciais que são demasiado graves para a camuflagem cirúrgica ou ortodôntica.

O tratamento de pacientes em crescimento com anomalias dentofaciais graves representa muitas vezes um desafio para ortodontistas e cirurgiões, em grande parte devido à falta de artigos publicados sobre os tempos de vários procedimentos cirúrgicos, seus efeitos sobre a continuidade do desenvolvimento dentofacial e sua estabilidade ao longo do tempo, razão pela qual a cirurgia ortognática é geralmente indicada após o final do seu crescimento.

No entanto, existem situações em que o adiamento da intervenção cirúrgica pode acarretar diversos problemas, quer funcionais, quer estéticos, sendo esta última uma das principais indicações para antecipar o procedimento cirúrgico por razões psicossociais, tanto a curto como a longo prazo, onde se tem verificado que a aparência facial é um fator importante na determinação das relações interpessoais.Neste seguimento, é fundamental possuir um conhecimento detalhado do crescimento craniofacial normal, onde o desenvolvimento vertical, sagital e transversal da maxila diferem tanto no seu pico de desenvolvimento como na finalização do mesmo. As diferentes técnicas cirúrgicas utilizadas na cirurgia ortognática permitem ao cirurgião, em determinadas ocasiões, uma gestão dos eixos de crescimento maxilofacial. Por este facto, torna-se necessário realizar uma avaliação individualizada de cada um destes pacientes para determinar um diagnóstico adequado e a fase de crescimento maxilofacial em que se encontra.

Os avanços contemporâneos na cirurgia ortognática incluem novos avanços no planeamento cirúrgico, alterações nos protocolos ortodônticos-cirúrgicos coordenados, técnicas avançadas de distração, uma maior compreensão das alterações na dinâmica das vias aéreas que acompanham movimentos selecionados do esqueleto facial e indicações crescentes para doentes com diferenças faciais complexas que requerem cirurgia ortognática simultânea e transferência de tecidos livres.

A cirurgia ortognática maxilar permite melhorar a posição da maxila, numa cirurgia maxilar isolada ou como parte de um procedimento bimaxilar. O seu objetivo de servir como osteotomia de acesso em ressecções craniofaciais mantém-se desde os seus desenhos originais. Correcções nas posições antero-posterior e vertical da maxila, bem como correção da discrepância transversal, assimetria e melhorias gerais na estética facial são possíveis com a cirurgia ortognática maxilar. A osteotomia Lefort I tornou-se o cavalo de batalha da cirurgia ortognática.

Os rápidos avanços na área da cirurgia ortognática para o tratamento das deformidades dento-faciais devem-se aos rápidos avanços na tecnologia cirúrgica. Atualmente, é possível tratar com sucesso pacientes para os quais a camuflagem ortodôntica teria resultado em resultados esteticamente inaceitáveis e, muitas vezes, instáveis.

HISTÓRIA

• Em **1859** por Von Langenbeck - para a remoção de pólipos nasofaríngeos.

• Em **1867** Cheever - O primeiro relatório americano para o tratamento de obstrução nasal completa secundária a epistaxis recorrente para o qual foi utilizada uma fratura hemimaxilar direita.

• Em **1921** Cohn Stock - Osteotomias maxilares anteriores (duas fases).

• Em **1927**, Wassmund -- osteotomia LeFort I para a correção das deformidades do meio da face e utilizou a força ortopédica pós-cirúrgica

• Em **1934**, Axhausen descreveu a mobilização total da maxila com reposicionamento imediato para um caso de mordida aberta

• Em **1935** Wassmund - Osteotomia maxilar anterior de uma fase.

• Em **1942**, Schuchardt apresentou pela primeira vez a disjunção pterigomaxilar.

• Em **1949** Moore e Ward - transação horizontal das placas pterigóides para avanço

• Em **1954** Cupar - Descreveu uma osteotomia maxilar segmentar anterior de uma só fase (abordagem intra-oral).

• Em **1955**, Obwegeser desenvolveu a osteotomia maxilar posterior.

• Em **1959**, Kole descreveu a cirurgia bimaxilar para a correção da protrusão bimaxilar. Propôs cirurgias para o encerramento da mordida aberta e para procedimentos de genioplastia.

• Em **1960**, Kufner - Modificou a impactação segmentar posterior da maxila em duas etapas de Schuchardt como um procedimento de uma etapa.

• Em **1965**, Obwegeser efectuou uma mobilização completa do maxilar para que o reposicionamento pudesse ser realizado sem tensão.

• Em **1966** Obwegeser- Walter reed army medical centre - série de palestras - descritas como o início da cirurgia ortognática moderna.

• Em **1966** Wunderer - Segmentação do maxilar anterior (procedimento em 1 fase, abordagem palatina)

• Enxerto ósseo para melhorar a estabilização de LeFort e osteotomias anteriores - por Cupar, Gilles e Rowe e Obwegeser.

• As primeiras descrições da fixação rígida de osteotomias maxilares foram publicadas por Michelet e colegas

• Em **1970,** Obwegeser ; Relatório do primeiro procedimento ortognático bimaxilar.

• em **1973,** Horster em 1980, Drommer e Luhr

• Em **1974,** Spiessel introduziu pela primeira vez a aplicação de fixação rígida em cirurgia ortognática.

• Em **1979,** Luhr introduziu a fixação de miniplacas na cirurgia ortognática.

• em **1981,** e Luyk e Ward-Booth em 1985.

• Em **1985,** Bennett e Wolfold descreveram a osteotomia de Lefort I, que evitou o potencial efeito de ramo com o avanço maxilar.

Osteotomias maxilares:

Von Langenback, um cirurgião alemão de talento notável, publicou originalmente uma técnica para infracturar a maxila unilateralmente para acesso a tumores em 1849. Billroth foi outro pioneiro da mobilização da maxila para acesso cirúrgico. Foi um cirurgião vienense muito popular, cuja imagem apareceu em moedas e selos austríacos em honra dos seus talentos cirúrgicos. Em Viena, existe uma sala de reuniões maravilhosamente restaurada com o seu nome, em homenagem ao seu legado cirúrgico. Cheever, um americano, publicou em 1867 o que parece ser uma fratura descendente de todo o maxilar. Este procedimento também foi efectuado para aceder a um tumor. Outros cirurgiões que publicaram sobre osteotomias maxilares no início comentaram sobre a perda de sangue e a dificuldade da operação.

Em 1927, Wassmund de Berlim (um aluno de Cohnstock) publicou uma osteotomia maxilar completa para corrigir a má oclusão pós-traumática. Durante a operação, nunca libertou as fixações posteriores da maxila às placas pterigóides e confiou na tração pós-cirúrgica para conseguir o movimento desejado.

Auxhausen, outro cirurgião de Berlim, descreveu a osteotomia do maxilar em 1934. Este é o primeiro registo de uma osteotomia completa do maxilar com a libertação das placas pterigóides e o seu reposicionamento. A maioria dos cirurgiões em todo o mundo não realizaria este tipo de cirurgia por receio de perda de sangue, necrose e dificuldade em realizar o procedimento. Os primeiros pioneiros que realizaram esta cirurgia utilizaram múltiplas incisões verticais na cavidade bucal ou incisões transfaciais para manter o fornecimento de sangue. Alguns utilizavam também incisões palatinas e outros escalonavam o procedimento.

Em 1959, Obwegeser reconheceu a importância da separação das placas pterigóides e da mobilização completa da maxila para o sucesso da cirurgia maxilar. Ele incentivou o uso de enxertos ósseos nos defeitos para ajudar na cicatrização. Em 1969, ele havia adquirido experiência suficiente com a mobilização e o reposicionamento completos da maxila, bem como com a utilização de uma incisão circunvestibular, e publicou a técnica em inglês. É de notar que vários dos casos exigiram a segmentação do maxilar em duas partes. Converse e Shapiro e Dingman e Harding descreveram a realização de osteotomias LeFort I em 1951 e 1952. Gilles e Rowe também publicaram uma osteotomia segmentar total do maxilar em 1954, mas basearam-se em forças elásticas pós-cirúrgicas para reposicionar o maxilar.

Karl Hogeman, de Malmo, foi outro dos primeiros pioneiros da osteotomia LeFort I, e a maior parte da sua experiência inicial foi com doentes com fenda labial e palatina. Em 1973, acumulou experiência suficiente para que ele e Willmar publicassem um relatório sobre mais de 100 pacientes submetidos ao procedimento. A maioria dos outros evitava as osteotomias maxilares nos Estados Unidos. Os diagramas da operação de Converse deixam dúvidas sobre a capacidade de sobrevivência da maxila com os retalhos palatinos e vestibulares sendo elevados tão extensivamente como é ilustrado. Converse menciona no seu artigo uma cobertura óssea incompleta no final da cirurgia e problemas com sequestro ósseo após a cirurgia; no entanto, não indicou perda de dentes ou quantidades substanciais de osso após esta operação. A abordagem de Dingman à osteotomia LeFort I limitou-se a uma incisão vestibular, cortes ósseos e, em seguida, moldeiras, cimento e força bruta, bem como tração externa para completar o esforço de reposicionamento. Dingman apresentou fotografias pós-operatórias com tração externa aproximadamente 3 semanas após a cirurgia. Estes dois esforços pioneiros prepararam o terreno para a posterior visita de Obwegesser aos Estados Unidos.

Osteotomias Maxilares Posteriores:

Schuchardt, um aluno de Wassmund que se mudou para Hamburgo, introduziu uma técnica de osteotomia maxilar posterior em duas fases para o encerramento da mordida aberta anterior em 1955. Schuchardt estava obviamente ciente dos problemas estéticos de tentar fechar a mordida aberta apenas com osteotomias maxilares anteriores e propôs que mover a maxila posterior superiormente facilitaria o fecho da mordida, mantendo boas relações entre o lábio superior e os incisivos. Durante a primeira fase da osteotomia maxilar posterior de Schuchardt, foi efectuado um retalho palatino e cortes ósseos. O palato foi suturado e três semanas mais tarde foram efectuadas as osteotomias vestibulares, bem como a separação pterigoide maxilar. De seguida, utilizou-se um martelo e uma cunha de madeira macia para empurrar a maxila posterior superiormente para o seio. Quando o procedimento era efectuado com anestesia local, pedia-se ao paciente que mordesse com força para ajudar na mobilização. Em 1960, Josef Kufner, de Praga, publicou uma osteotomia maxilar posterior de estágio único para fechamento de mordida aberta. Este trabalho foi escrito na sua língua materna, o checo, e poucas pessoas se aperceberam do seu contributo até que ele o publicou e apresentou em inglês, em 1968, no 3º Congresso Internacional de Cirurgia Oral. A abordagem era totalmente bucal com acesso transantral ao palato. As virtudes de uma abordagem transantral para osteotomias maxilares foram mais tarde descritas em pormenor por Perko. A utilidade e a estabilidade deste procedimento foram aprofundadas por West e Epker e Stoker e Epker.

Osteotomia Maxilar Completa em Segmento Múltiplo:

A mobilização de toda a maxila ao nível de LeFort I e sua posterior segmentação foi descrita por vários cirurgiões pioneiros, incluindo Auxhausen, Gilles, Rowe e Obwegeser, além de muitos outros. A maioria dos relatos iniciais envolvia fissuras palatinas ou vítimas de trauma. Durante a evolução da cirurgia ortognática, o avanço, o alargamento, o nivelamento e o fechamento de espaços na arcada maxilar foram questões reconhecidas que foram abordadas e os detalhes do procedimento foram posteriormente descritos e ilustrados minuciosamente por Epker, Wolford, Bell e outros.

Osteotomia de nível superior da face média:

O desenvolvimento de osteotomias médio-faciais de nível superior foi muito mais lento em comparação com os procedimentos de nível inferior. Atribui-se a Gilles e Harrison a publicação da primeira tentativa de uma osteotomia LeFort III efectuada em 1950. Embora Gilles tenha realizado vários destes procedimentos em pacientes pós-trauma e com malformações congénitas, indicou que a complexidade e a dificuldade do procedimento devem ser cuidadosamente consideradas antes de ser tentado. Houve vários outros pioneiros em osteotomias faciais médias de alto nível, incluindo Burien, que foi assistido por Kufner. Tentaram a osteotomia LeFort III em 1958, em Praga. Em 1967, Paul Tessier surpreendeu o mundo quando apresentou resultados muito impressionantes da osteotomia LeFort III para pacientes com síndrome de Crouzon e Apert, bem como fracturas mal unidas do terço médio da face. Ao mesmo tempo, introduziu também a abordagem transcraniana para a correção do hipertelorismo orbital. O entusiasmo criado pelas suas realizações e pelas de Obwegesser inaugurou o desenvolvimento da cirurgia craniofacial. Na década entre 1970 e 1980, vários cirurgiões descreveram uma variedade de osteotomias médio-faciais de alto nível, incluindo Murray, Converse, Edgerton, Epker, Wolford, Psilakis, Henderson e Jackson. Sailer, de Zurique, descreveu a combinação de osteotomias faciais médias LeFort I e LeFort III para tratar a mordida aberta anterior em simultâneo com o avanço da face média.

ANATOMIA CIRÚRGICA

Os maxilares emparelhados são constituídos por um corpo e quatro projecções: frontal, zigomático, palatino e o processo alveolar. A maxila forma os bordos inferior e medial das órbitas. O forame infraorbitário está localizado a uma distância média de 7,8 mm, posicionado inferiormente ao rebordo infraorbitário nas mulheres e 8,5 mm nos homens. Os suprimentos vasculares e sensoriais para a bochecha, o aspeto lateral do nariz e o lábio superior saem do osso a partir deste forame.

Os processos alveolares anteriores circundam as aberturas piriformes e se unem para formar a espinha nasal anterior na linha média. A espinha nasal anterior é a fixação inferior mais anterior do septo nasal cartilaginoso, que se estende posteriormente ao longo da crista nasal e se articula com o vômer.

Os seios maxilares estão alojados no corpo da maxila. Anteriormente, o processo palatino de cada maxila e, posteriormente, a lâmina horizontal do osso palatino formam o palato duro. O forame palatino maior está localizado em cada lado, aproximadamente 10 mm posteromedialmente ao segundo molar.

O ducto nasolacrimal percorre a parede óssea entre a cavidade nasal e o seio maxilar antes de terminar abaixo do corneto inferior. Pode ser lesado durante a osteotomia Le Fort I ou durante uma turbinectomia inferior efectuada para permitir o reposicionamento superior da maxila.

Posterolateralmente, a maxila articula-se com os processos piramidais dos ossos palatinos e com as placas pterigóides do osso esfenoide. Essa junção pterigomaxilar se estende superiormente como uma fissura, que termina na fossa pterigopalatina. A porção terminal da artéria maxilar interna atravessa a fossa pterigopalatina e dá origem a vários ramos que podem ser encontrados durante uma osteotomia Le Fort I. A distância média entre a extensão inferior da junção pterigomaxilar e a artéria alveolar superior posterior é de 15 mm, a artéria infra-orbital é de 32 mm e a artéria palatina descendente é de 25 mm.

As artérias palatinas descendentes percorrem a lâmina perpendicular dos ossos palatinos e localizam-se aproximadamente 34 mm posteriormente às bordas piriformes e 10 mm medialmente às fissuras pterigomaxilares.

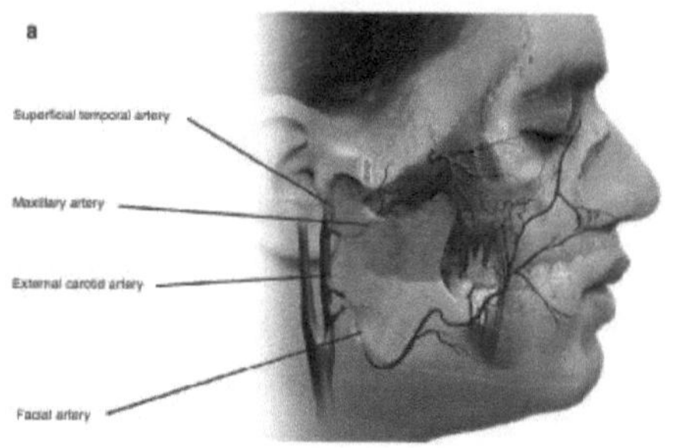

Ramos da artéria carótida externa

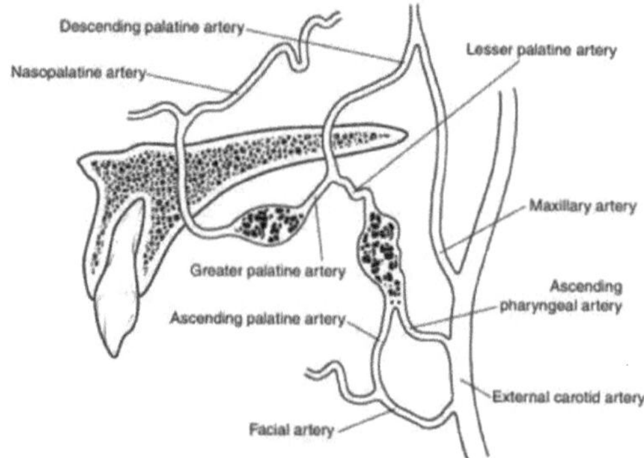

As artérias faríngeas ascendentes e os ramos palatinos ascendentes da artéria facial

As osteotomias das paredes nasais laterais e das fissuras pterigomaxilares devem ser efectuadas com cuidado, para evitar a lesão destes vasos. A artéria maxilar interna situa-se 23 a 25 mm acima da base da junção da maxila com as placas pterigóides, com um diâmetro médio de 2,5 mm. Para além do fornecimento vascular direto da maxila pelas artérias palatinas descendentes, existe uma rica rede vascular colateral do palato mole fornecida pelas artérias faríngeas ascendentes e pelos ramos palatinos ascendentes das artérias faciais.

O risco de danificar a artéria pode ser minimizado assegurando que o osteótomo pterigoide é direcionado para baixo em direção ao palato e está a menos de 1,5 cm acima da parte inferior da fissura. O trabalho de Bell revelou que a ligadura das artérias palatinas descendentes bilaterais não compromete a vascularização da maxila, desde que o pedículo do palato mole seja preservado.

O plexo venoso pterigóideo está localizado entre os músculos temporal e pterigóideo lateral e entre os músculos pterigóideo medial e lateral. Recebe tributários correspondentes aos ramos da artéria maxilar e drena para a veia maxilar. A hemorragia venosa deste plexo pode ser encontrada durante a dissecção póstero-lateral da maxila e a disjunção pterigomaxilar. O risco de danificar a artéria pode ser minimizado assegurando que o osteótomo pterigoide é direcionado para baixo, em direção ao palato, e está a menos de 1,5 cm acima da parte inferior da fissura.

DIAGNÓSTICO E PLANEAMENTO DO TRATAMENTO

Os pacientes com deformidades dento-faciais são tratados com quatro objectivos principais em mente:

1. **Função:** Para além de estabelecer a função mastigatória normal, os médicos devem também considerar outros problemas causados por uma relação anormal dos maxilares, tais como defeitos da fala, apneia do sono, atrito dos dentes, problemas periodontais e problemas da articulação temporomandibular.

2. **Estabilidade dos resultados:** O tratamento ortognático definitivo é uma mudança para toda a vida, e é importante conseguir estabilidade dentária e esquelética após o tratamento.

3. **Estética:** A aparência facial é frequentemente a principal preocupação do paciente, mas os pacientes são muitas vezes reticentes em expressar essas preocupações. No entanto, o cirurgião deve resistir à tentação de determinar unilateralmente quais são as preocupações estéticas de um doente, mas deve encorajá-lo a expressá-las.

4. **Vias aéreas:** O impacto do desalinhamento dos maxilares (e a sua correção) na permeabilidade das vias aéreas superiores é uma adição relativamente recente às considerações de tratamento em doentes com má oclusão dento-esquelética. O suporte dos tecidos moles retrofaríngeos é determinado, em grande parte, pela posição dos anexos ósseos anteriores. Um suporte inadequado destes tecidos moles contribuirá grandemente para o desenvolvimento da apneia do sono, especialmente à medida que a laxidez dos tecidos moles se desenvolve com o envelhecimento. Esta consideração pode influenciar as decisões de tratamento, particularmente na má oclusão de Classe III. Por exemplo, podemos não gostar de recuar indevidamente uma mandíbula num adulto jovem devido ao potencial futuro de desenvolvimento de apneia do sono. Assim, na cirurgia de maxila dupla, um plano de tratamento que favoreça um maior avanço maxilar ou, num caso de cirurgia de maxila única, um avanço maxilar pode ser preferível a um recuo mandibular. Estas considerações acrescentam uma camada adicional de complexidade ao algoritmo de tratamento, uma vez que as considerações relativas às vias aéreas podem significar um compromisso da estética e vice-versa.

❖ **Avaliação Facial Estética Sistemática:** A avaliação clínica da face é o mais valioso de todos os procedimentos de diagnóstico e deve ser efectuada de forma sistemática. O exame facial deve começar no primeiro momento em que o médico se encontra com o doente e continuar durante a conversa informal inicial. Durante este período, o doente não tem consciência de si próprio e a função e as caraterísticas faciais estarão no seu estado mais natural. Segue-se o exame facial focalizado, que deve ser efectuado enquanto o doente está sentado confortavelmente na postura natural da cabeça, com os dentes em oclusão cêntrica e os lábios relaxados. O objetivo do exame facial é determinar quais os componentes da face que estão a prejudicar a harmonia facial e quais os problemas funcionais que podem acompanhar a má oclusão, bem como estabelecer um diagnóstico provisório. É útil estruturar o exame facial em vistas frontais e de perfil

A. Vista frontal

• **Forma do rosto:** A relação entre a largura e a altura do rosto tem uma forte influência na harmonia facial. O rácio entre a largura e a altura do rosto é mais importante do que os valores absolutos para estabelecer o tipo facial geral. Os rostos atractivos tendem a ter proporções que se enquadram nos valores normativos. Ao avaliar a forma facial, deve ser considerada a constituição corporal global do indivíduo (relação corpo-face) (ou seja, baixo e atarracado versus longo e magro). A proporção altura/largura (triquion para menton: largura bizigomática) é de 1,3:1 para as mulheres e de

1,35:1 para os homens. A largura bigonial deve ser aproximadamente 30% menor do que a dimensão bizigomática, e a largura e a forma do queixo devem formar uma parte harmoniosa do contorno facial global. As faces leptoprósopas (longas e estreitas) estão frequentemente associadas a um excesso vertical da maxila, nariz estreito, deficiência antero-posterior da mandíbula, ângulos goníacos estreitos, microgenia, abóbada palatina alta e mordida aberta anterior.

• **Dimensões faciais transversais:** Em termos gerais, a regra dos quintos é um método conveniente utilizado para avaliar as proporções transversais da face. A face é dividida sagitalmente em cinco partes iguais, cada uma com a largura aproximada do olho, da hélice das orelhas externas.

–**Quintos exteriores:** É medido a partir da hélice lateral da orelha até ao canto lateral e é uma indicação da largura das orelhas. As orelhas em abano podem ser camufladas através de um penteado adequado; no entanto, os procedimentos cirúrgicos otoplásticos são relativamente atraumáticos e podem melhorar drasticamente o aspeto facial

–**Quintas mediais:** São medidos do canto externo ao canto interno dos olhos. O limite externo deve coincidir com os ângulos goníacos da mandíbula. Nos doentes com faces longas e estreitas, os ângulos goniais situam-se medialmente a esta linha, enquanto nos doentes com faces largas e quadradas, os ângulos goniais situam-se lateralmente a estas linhas. Dentro destes quintos, deve notar-se que a distância entre as margens internas das íris dos olhos deve ser igual à largura da boca.

–Quinto médio: É demarcado pelas linhas que atravessam o canto interno dos olhos. Nos doentes com hipertelorismo, este quinto é relativamente maior do que os outros. A asa do nariz (largura da base alar) deve coincidir com estas linhas, enquanto o dorso nasal deve ser aproximadamente metade da distância intercantal.

• Avaliação vertical: Por convenção, a face é dividida em três partes por linhas horizontais adjacentes à linha do cabelo (tricónio) até à glabela de tecido mole, à base nasal e ao bordo inferior do queixo (mento). Um rosto esteticamente agradável deve ter uma equivalência aproximada das três partes.

–Terço superior: Felizmente, as deformações neste terço podem muitas vezes ser disfarçadas por um penteado adequado; no entanto, é importante registar as deformações nesta área, uma vez que podem indicar síndromes craniofaciais.

–Terço médio: Geralmente, não se vê esclerótica acima e abaixo da íris numa posição de pálpebra relaxada. Os indivíduos com deficiência do terço médio do rosto tendem a apresentar esclerótica por baixo da íris do olho e tendem a ter um nariz comprido e estreito. A linha de contorno maçã do rosto-base nasal-lábio superior-lábio inferior é um indicador conveniente da harmonia das estruturas da face média (zigoma, maxila e base nasal) com a área paranasal e o lábio superior. Esta linha imaginária começa imediatamente antes da orelha, estende-se anteriormente ao longo da maçã do rosto e, em seguida, curva-se antero-inferiormente sobre a maxila adjacente à base alar do nariz, terminando lateralmente e ligeiramente abaixo da comissura da boca. A linha deve formar uma curva suave e contínua.

–Terço inferior: A altura vertical do terço médio e inferior do rosto deve ter uma proporção de 5:6. No terço inferior bem equilibrado da face, o lábio superior constitui um terço, enquanto o lábio inferior e o queixo compõem os dois terços inferiores. O comprimento normal do lábio superior é de 20 ± 2 mm para as mulheres e de 22 ± 2 mm para os homens, medido a partir do subnasal até ao estoma do lábio superior (estoma superius). Quando o lábio superior é relativamente curto, há uma tendência para um aumento do espaço interlabial e uma exposição excessiva dos incisivos superiores com uma altura facial normal. Este facto não deve ser confundido com as mesmas observações em doentes com excesso vertical da maxila.

• A análise de Ferretti-Reyneke divide o rosto em cinco zonas de influência, ou seja, zonas de tecido mole do tegumento facial que estão sob a influência do esqueleto subjacente correspondente:

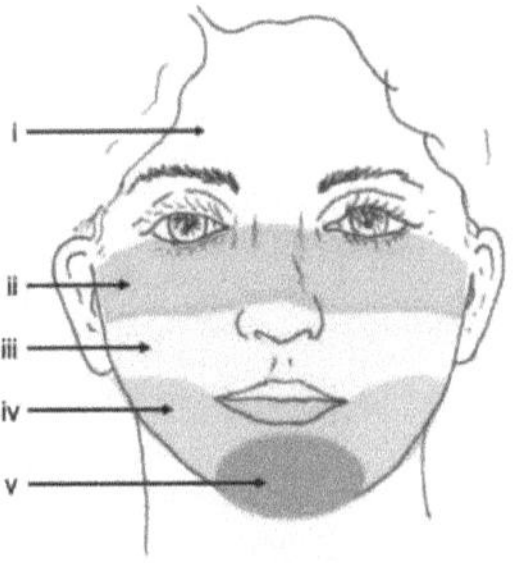

A análise Ferretti-Reyneke

• A zona da testa

(i) Estendendo-se do tricónio (linha do cabelo) até uma linha que liga as sobrancelhas através da glabela.

• A zona oculonasal

(ii)Estendendo-se inferiormente a partir da linha das sobrancelhas até uma linha que se estende a partir do bordo inferior do arco zigomático, curvando-se para cima até ao forame infra-orbital, sobre o nariz, acima da rutura da supra-ponta, e continuando para o lado oposto.

• O complexo gnático.

Esta subunidade subdivide-se num componente maxilar superior

(iii) que se estende desde a parte inferior do complexo oculonasal até uma linha curva que se prolonga ao longo da margem inferior do lábio superior (ou do bordo incisal dos dentes maxilares expostos) até ao ângulo da boca e que prossegue de forma curvilínea até à inserção inferior do pavilhão auricular e de um componente mandibular inferior

(iv) que se estende até ao bordo inferior da mandíbula e contém, na sua parte anterior, a subunidade mental oval

(v) que delimita o queixo de tecido mole.

É fundamental lembrar que a avaliação facial não é a busca de desvio da norma de uma única subunidade, mas a busca de proporção. Por exemplo, uma forma facial diagnosticada como verticalmente excessiva significa que é excessiva em relação à sua dimensão transversal, e não que é mais longa do que a norma. Aumentando apenas a dimensão transversal ou apenas a vertical, perde-se a harmonia facial; no entanto, a harmonia é restabelecida aumentando tanto a dimensão transversal como a vertical.

* **Simetria facial:** A linha média facial é a linha de referência para avaliar a testa (glabela), o dorso nasal, a ponta nasal, a linha média dentária maxilar, a columela do nariz, o filtro do lábio superior, a linha média dentária mandibular, o lábio inferior e o queixo. Na avaliação global inicial da assimetria facial, devemos estabelecer se a assimetria envolve o mento, a mandíbula ou a maxila, ou uma combinação das estruturas. A avaliação cuidadosa de um canto oclusal da maxila é obrigatória, uma vez que desempenhará um papel importante na correção da assimetria. A assimetria dos tecidos moles, primária ou secundária à assimetria esquelética, deve ser registada. Finalmente, deve ser avaliada a simetria do nariz, das órbitas e da testa. A face é uma estrutura tridimensional, e a simetria da face será influenciada por deformidades nos planos vertical, anteroposterior e transversal. A avaliação clínica frontal da face é, no entanto, a mais crítica, e as discrepâncias devem ser correlacionadas com a assimetria facial posterior, observando quaisquer cantos transversais, anteroposteriores e/ou sagitais no plano oclusal. O plano oclusal deve ser paralelo à linha interpupilar, desde que não haja distopia orbital. A correção cirúrgica de um plano oclusal não pode frequentemente corrigir a assimetria facial, e a gravidade da inclinação deve estar correlacionada com a assimetria dentária e facial.

* **Lábios:** Os lábios desempenham um papel extremamente importante na estética facial global, pelo que é necessária uma avaliação cuidadosa. A simetria dos lábios deve ser avaliada na posição de repouso, bem como quando o doente está a sorrir. A simetria dos lábios pode ser influenciada por disfunção do nervo facial, deformidades dento-esqueléticas subjacentes, cicatrizes devidas a traumatismos anteriores, fendas congénitas, microstomia, macrostomia ou hiperplasia.

O lábio inferior apresenta geralmente 25% mais vermelhão do que o lábio superior. Com a presença de um arco de Cupido acentuado, apenas o incisivo superior pode ser visível sob o lábio superior e muito pouco ou mesmo nenhum incisivo lateral. Um espaço interlabial de 0 a 4 mm e 1 a 4 mm de exposição do incisivo superior sob o lábio superior com os lábios em repouso são considerados agradáveis, enquanto a coroa completa do incisivo fica exposta ao sorrir.

B. Ver perfil

* **Ângulo nasolabial:** O ângulo é medido entre a columela do nariz e o lábio superior e deve situar-se entre 85° e 105°. É influenciado pela posição e ângulo dos dentes incisivos

superiores e pela anatomia da columela nasal. Uma retração ortodôntica excessiva dos dentes incisivos superiores (ou seja, um tratamento com-prometido para uma oclusão de Classe II) conduzirá a um fraco apoio do lábio superior e a um aumento do ângulo nasolabial. Este facto conduz frequentemente a rugas precoces e a um aspeto envelhecido do lábio. Uma mordida demasiado fechada provocará um ângulo agudo, enquanto que uma columela do nariz pendurada aumentará o ângulo.

• **Ângulo Labiomental:** Este ângulo é formado pela intersecção do lábio inferior e do queixo, medido no tecido mole do queixo. O ângulo é uma curva suave e deve ser de 120° ± 10°. O lábio inferior, a profundidade da prega labiomental e o botão do queixo devem formar uma curva suave e harmoniosa em forma de S, com a prega labiomental a dividir o queixo num terço superior e dois terços inferiores. O ângulo é agudo em doentes com deformidades dento-esqueléticas de Classe II devido ao lábio inferior evertido ou em doentes com macrogenia. Os indivíduos com deformidades dento-esqueléticas de Classe III e os incisivos inferiores retroinclinados (compensados) ou os doentes com microgenia apresentam um ângulo labiomental obtuso.

• **Ângulo Lábio-Chin-Roça:** O ângulo é formado entre a borda inferior do queixo e uma linha que liga o lábio inferior e o pogónio de tecido mole. O queixo e a zona submental são considerados atractivos com um ângulo entre 100° e 120°.

• **Comprimento do lábio superior:** O comprimento do lábio superior é medido desde o subnasal até ao bordo inferior do lábio superior (stomion superius) e deve ser de 18-22 mm nas mulheres e de 20-24 mm nos homens. Esta medição deve ser efectuada com os lábios em repouso. Durante o planeamento da relação dente-lábio, deve ter-se em conta que o lábio superior aumenta de comprimento com a idade

• **Nariz:** esta importante estrutura anatómica situa-se no centro da face, e a sua importante influência na estética facial foi frequentemente negligenciada pelos ortodontistas e cirurgiões maxilofaciais no passado. A avaliação estética do nariz tem merecido maior atenção pelo facto de a estética nasal relativa poder ser influenciada pelo tratamento ortodôntico e, certamente, pela cirurgia ortognática. O facto de a rinoplastia ser agora considerada parte do campo de tratamento de muitos cirurgiões ortognáticos tornou certamente a avaliação estética cuidadosa do nariz uma consideração importante.

• **Órbita:** Os globos oculares projectam-se geralmente 0-2 mm à frente dos rebordos infra-orbitais, enquanto os rebordos orbitais laterais se encontram 8-12 mm atrás da projecção mais anterior dos globos. A ponte do nariz deve estar cerca de 7 mm à frente dos globos, embora exista uma diferença étnica significativa nesta medida

• **Área paranasal:** A gordura ou plenitude das áreas paranasais é um indicador importante para distinguir entre a deficiência do terço médio e o excesso antero-posterior da mandíbula. Outro indicador útil de deficiência do terço médio da face é o rácio da distância linear da ponta nasal à subnasal e da subnasal à prega da base alar. O rácio deve ser de 2:1. Um rácio mais próximo de 1:1 indica uma deficiência maxilar ântero-posterior, enquanto um rácio aumentado indica uma diminuição da projeção nasal.

• **Queixo:** O queixo é uma das estruturas mais visíveis do rosto e exige uma avaliação especial. A forma do queixo é mais importante do que a posição do pogónio. A cirurgia do queixo não deve ser considerada para pacientes que necessitam de cirurgia mandibular. A realização de uma genioplastia de avanço num doente como tratamento de compromisso para o avanço mandibular pode obter uma projeção correta do queixo; no entanto, o equilíbrio e a harmonia do queixo serão pobres.

1. **Altura do queixo:** A altura do queixo é medida a partir do estónio do lábio inferior até ao mento dos tecidos moles e deve ser equivalente a dois terços da altura facial inferior. A altura linear deve ser de 40 ± 2 mm para as mulheres e de 44 ± 2 mm para os homens. Para indivíduos com mordidas profundas, a medição deve ser efectuada com os dentes afastados e o lábio separado

2. **Exposição do vermelhão:** A exposição do vermelhão do lábio inferior deve ser 25% superior à do lábio superior. O lábio inferior será evertido com uma maior exposição do vermelhão quando os incisivos inferiores são proclinados ou em indivíduos com um overjet aumentado.

3. **A prega labiomental:** A profundidade da prega deve dividir o queixo num terço superior e dois terços inferiores.

4. **Comprimento queixo-garganta:** Os doentes com deficiência antero-posterior da mandíbula terão um comprimento curto do mento-garganta e vice-versa para os indivíduos com excesso antero-posterior da mandíbula. Considera-se que o comprimento normal é de 42 ± 6 mm. Esta medida é importante quando se considera o recuo ou o avanço do mento.

5. **Ângulo lábio inferior-queixo-garganta:** O ângulo é considerado agradável a 110° ± 8° e tende a ser agudo no prognatismo mandibular e obtuso na deficiência mandibular.

6. **Curvatura em forma de S:** O perfil do queixo deve formar uma curva bem proporcionada, harmoniosa e suave.

7. A posição do lábio inferior: Um guia útil para a posição do lábio inferior é a linha E (linha estética). A linha E é traçada a partir da ponta nasal (pronasal) até ao pogónio. O lábio inferior deve estar 2 ± 2 mm atrás da linha. A medida será influenciada pela projeção do nariz e pela posição antero-posterior do queixo, que devem ser tidas em conta durante esta avaliação.

Tratamento ortodôntico pré-cirúrgico:

1. Alinhamento das duas arcadas dentárias (com ou sem extracções dentárias)

2. Nivelamento de ambas as arcadas dentárias (em segmentos ou numa só peça)

3. Desvio das raízes dentárias nas áreas de osteotomias interdentais planeadas

4. Descompensação de eventuais indemnizações dentárias

5. Coordenação das arcadas (ou segmentos) dentárias

Plano de tratamento:

Todos os factores identificados no diagnóstico e na lista de problemas, bem como as preocupações do doente e as razões para considerar a cirurgia ortognática, são considerados para formular um plano de tratamento final.) A sequência do tratamento e o tratamento a ser efectuado por todos os profissionais de saúde envolvidos são delineados. Ao definir o plano de tratamento, é essencial um conhecimento profundo dos vários tipos de deformidades dentofaciais e das modalidades de tratamento disponíveis para as corrigir.

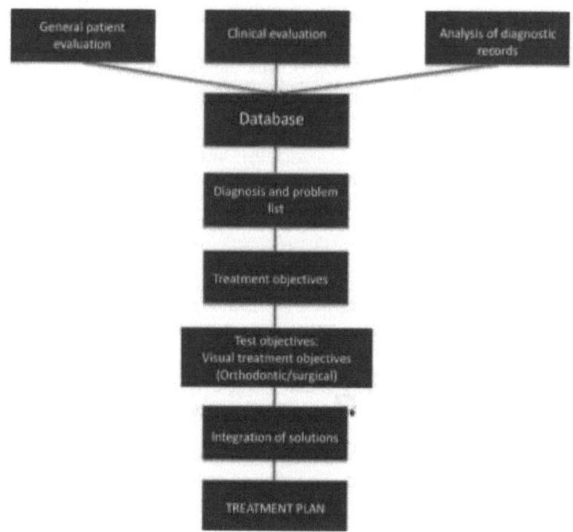

CIRURGIA DE MODELOS

A cirurgia de modelos pode ser útil na cirurgia mandibular de um ponto de vista académico, embora a posição mandibular final seja determinada pela oclusão nos três planos do espaço, mas é particularmente importante no planeamento cirúrgico ortognático maxilar e de duas maxilas. As informações obtidas através de uma cirurgia de modelo precisa permitem um planeamento cirúrgico exato, revelam as alterações tridimensionais planeadas na cirurgia e facilitam o posicionamento exato dos maxilares. A cirurgia de modelos é fundamental para a cirurgia de dois maxilares e para o fabrico de talas cirúrgicas intermédias e finais e, quando aplicada à cirurgia maxilar isolada, a análise de modelos pode revelar que, de facto, a cirurgia maxilar isolada não é suficiente para tratar a deformidade esquelética da forma mais adequada.

VÁRIAS TÉCNICAS CIRÚRGICAS EM CIRURGIA ORTOGNÁTICA

Osteotomia maxilar Le Fort I:

Após Le Fort ter descrito os planos naturais de fratura do terço médio da face em 1901, a cirurgia maxilar desenvolveu-se através do trabalho de Wassmund, Axhauser, Schuchardt, Obwegeser, Willmar e outros. No entanto, foi só com a excelente investigação de Bell e colaboradores, em meados da década de 1970, sobre a base biológica da hemodinâmica e do fornecimento vascular do maxilar durante e após a cirurgia de fratura da maxila para baixo, que a osteotomia maxilar Le Fort I se desenvolveu até se tornar na ciência e arte refinadas que é atualmente.

As anomalias maxilares contribuem para muitas deformidades faciais que devem ser reconhecidas e tratadas com sucesso, aderindo aos princípios básicos biológicos e técnicos de tratamento. Foram descritas numerosas técnicas para a osteotomia maxilar Le Fort I, que reflectem uma forte tendência para a preferência do operador. A técnica aqui descrita foi desenvolvida durante a realização de mais de 3.000 osteotomias maxilares Le Fort I ao longo dos últimos 25 anos.

Etapa 1: Infiltração do tecido mole com um vasoconstritor

Infiltrar a área de dissecção com anestésico local contendo um vasoconstritor (epinefrina numa concentração de 1:100.000) 10 minutos antes da cirurgia. Injetar as áreas de tecidos moles nas osteotomias pretendidas, colocando a agulha profundamente no sulco bucal maxilar, aspirando e injectando depois o anestésico à medida que a agulha é retirada.

Etapa 2: Incisão da mucosa

Efetuar uma incisão no sulco bucal maxilar, apenas através da mucosa, com uma lâmina n.º 15 ou uma faca de diatermia. A incisão é iniciada na área do contraforte e depois levada para a frente até à linha central, deixando aproximadamente 5 mm de mucosa não queratinizada no lado alveolar para facilitar a sutura posterior. Esta incisão deve ser aumentada posteriormente para cerca de 10 mm na zona do pilar. Uma incisão em forma de V no frénulo labial ajuda no alinhamento em suturas posteriores.

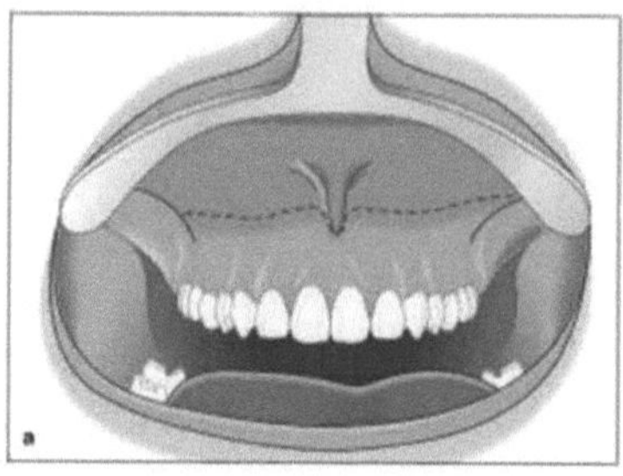

Incisão da mucosa (linha pontilhada). Deixar pelo menos 5 mm de epitélio não queratinizado inferior à incisão.

Etapa 3: Completar a incisão do tecido mole através do periósteo.

A lâmina é angulada superiormente para deixar mais tecido submucoso no lado alveolar para posterior sutura submucosa. A incisão no osso deve ser limpa e decisiva para facilitar a dissecção subperiosteal. Se a incisão for efectuada demasiado para trás ou demasiado alta, pode provocar a herniação da almofada adiposa bucal e tornar a cirurgia complicada.

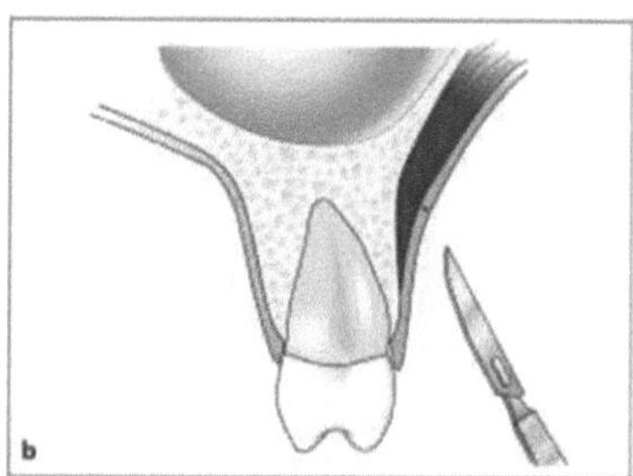

A incisão é angulada superiormente, de modo a deixar mais tecido mole inferiormente para facilitar a sutura posterior e para um suporte de fornecimento de sangue suficiente para o maxilar fracturado.

Etapa 4: Dissecção subperiosteal

Dissecar o periósteo bucal de anterior para posterior à volta da tuberosidade e colocar o retractor pterigoide subperiostealmente. Identificar o bordo piriforme e elevar cuidadosamente o periósteo nasal do bordo, do pavimento nasal e da parede nasal lateral. Colocar um dissector de Howarth lateralmente na cavidade nasal para proteger a mucosa nasal. Dissecar com cuidado. Não perfurar o periósteo, especialmente na parte posterior, para evitar a herniação da almofada de gordura bucal através do periósteo.

Empurrar a mucosa nasal para dentro com a parte de trás do dissector periosteal para tenda a mucosa para o início da dissecção nasal.

Continuar a dissecção nasal lateralmente desde o pavimento do nariz até à parede lateral do nariz e medialmente até ao septo nasal.

Identificar a posição do foramc infraorbitário e do nervo, tanto para proteger o nervo como para influenciar a altura do corte da osteotomia (especialmente com o reposicionamento superior do maxilar)

Se a almofada adiposa vestibular estiver exposta, deve ser coberta com uma pequena esponja húmida e retraída com o retractor pterigoide.

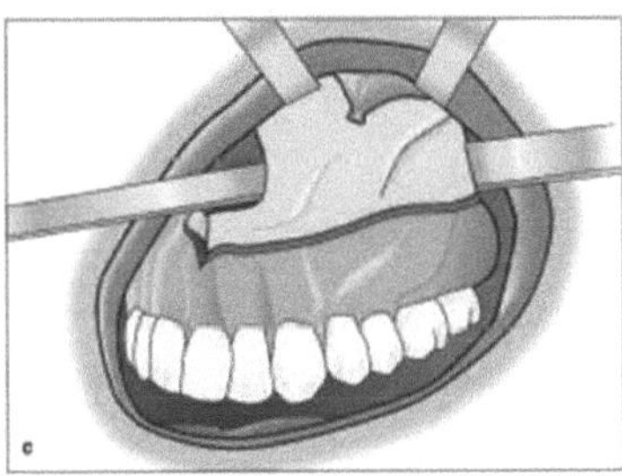

A dissecção subperiosteal é efectuada superiormente e posteriormente para identificar o bordo piriforme, o nervo infra-orbital, o contraforte zigomático e a maxila posterior.

Etapa 5: Colocação de marcas de referência

São efectuadas marcas de referência verticais e horizontais (com cerca de 10 mm de distância) de cada lado, na zona do canino e do contraforte, utilizando uma broca 701. A distância entre as marcas é registada. A altura da osteotomia é significativa em mais do que um sentido, pelo que as marcas de referência devem ser efectuadas em conformidade.

• Nos procedimentos de avanço do maxilar, a altura da osteotomia depende dos requisitos estéticos do paciente. A osteotomia pode ser efectuada alta (imediatamente inferior ao nervo infraorbitário na osteotomia "Le Fort I alta") ou baixa (não menos de 5 mm acima dos ápices dentários).

• Ao reposicionar superiormente o maxilar, a quantidade de osso removido dita o posicionamento das osteotomias. Outros factores determinantes incluem estruturas como o nervo infra-orbital e os ápices dentários, bem como o posicionamento da fixação rígida.

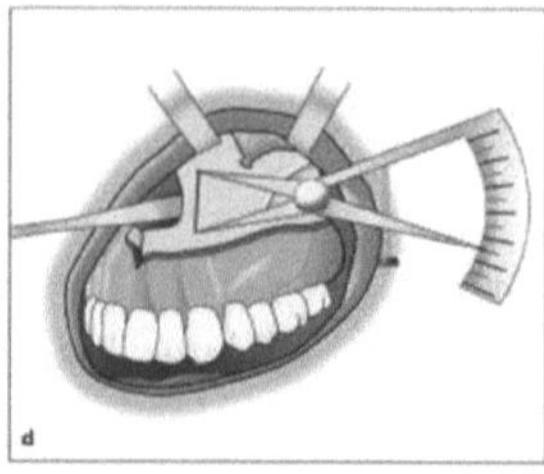

As marcas de referência verticais e horizontais são marcadas no osso e as distâncias entre elas são medidas

Etapa 6: Osteotomia vestibular anterior

Utilizar uma serra de vaivém para efetuar a osteotomia desde o contraforte até ao rebordo piriforme, pelo menos 5 mm acima do ápice do canino. Em princípio, as osteotomias horizontais Le Fort I devem ser paralelas ao plano oclusal para permitir o reposicionamento ao longo do mesmo.

Por isso, durante a fase de planeamento, a osteotomia deve ser realizada no mesmo plano, tanto na cirurgia de modelo como no traçado cefalométrico do objetivo de tratamento visual; as medições nestes registos são então mais precisas quando aplicadas durante a cirurgia. Embora a osteotomia possa ser angulada intencionalmente na técnica de Le Fort I descendente, uma angulação incorrecta da osteotomia dificultará a obtenção do objetivo do tratamento cirúrgico, uma vez que a maxila será deslocada ao longo deste plano e poderá encurtar verticalmente à medida que avança.

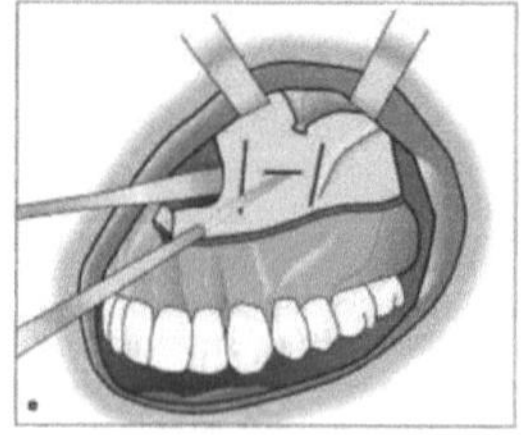

Para efetuar a osteotomia, é utilizada uma serra de vaivém. Na maioria dos pacientes, a osteotomia deve ser mantida paralela ao plano oclusal.

Etapa 7: Osteotomia bucal posterior efetuar a osteotomia bucal posterior com uma serra de vaivém num plano aproximadamente 3 mm mais baixo do que a osteotomia anterior, estendendo-se do contraforte até à tuberosidade. Desta forma, é criado um degrau entre as osteotomias anterior e posterior. Este desenho de osteotomia tem algumas vantagens:

Permite ao cirurgião manter as osteotomias paralelas ao plano oclusal. Permite ao cirurgião fazer a osteotomia posterior mais baixa na tuberosidade, facilitando assim uma fratura descendente mais fácil e segura. Os degraus funcionam como um guia no reposicionamento do maxilar, e a extensão do avanço ou quaisquer rotações do maxilar podem ser medidas e monitorizadas nestes degraus.

Após o avanço do maxilar, o defeito criado na área do degrau facilita a colocação de um enxerto ósseo. A osteotomia deve ser limitada à parede lateral do maxilar e não deve ser levada demasiado para medial. A rotação do retractor pterigoide para cima durante a osteotomia não só protege o periósteo, evitando assim a herniação da almofada adiposa bucal, como também melhora a visualização.

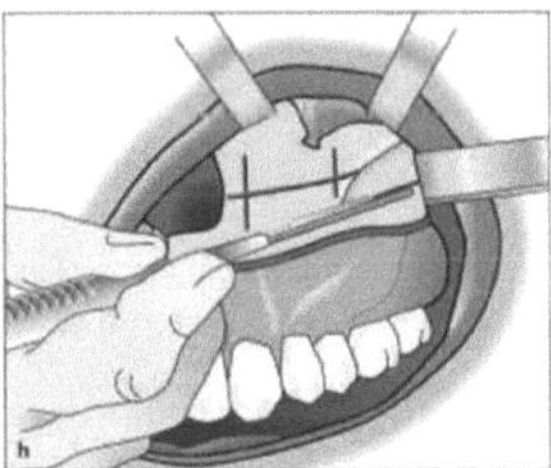

As osteotomias podem ser mantidas paralelas ao plano oclusal, colocando um degrau vertical na área do contraforte.

Etapa 8: Ligação das osteotomias anterior e posterior

Ligar as duas osteotomias horizontais com uma osteotomia vertical no contraforte com uma broca 701.

Etapa 9: Colocação dos orifícios para os fios interósseos

Os orifícios devem ser colocados em osso espesso nas áreas de reforço e posicionados de forma a que o vetor do fio de posicionamento suporte o reposicionamento do maxilar

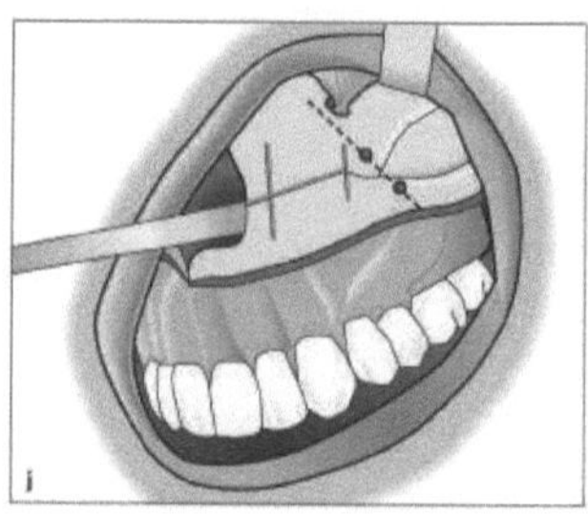

Para procedimentos de avanço maxilar, os orifícios para os fios interósseos são posicionados para suportar o movimento. O orifício inferior é colocado posteriormente ao orifício superior.

Passo 10: Separação da tuberosidade das placas pterigóides

O osteótomo pterigoide é colocado entre a tuberosidade e as placas pterigóides, enquanto o hâmulo é palpado palatalmente com o dedo indicador. O assistente bate então cuidadosamente no osteótomo, que é direcionado medialmente e para baixo. Evitar esticar demasiado a mucosa bucal e o periósteo. Ter muito cuidado para não danificar o tecido mole palatino; a perfuração da mucosa palatina com o osteótomo pode comprometer o fornecimento de sangue e levar a consequências catastróficas. Se a tuberosidade não for separada das placas pterigóides, a fratura do maxilar não será bem sucedida ou será difícil de realizar, ou então ocorrerá uma fratura desfavorável (através do osso palatino ou das placas pterigóides).

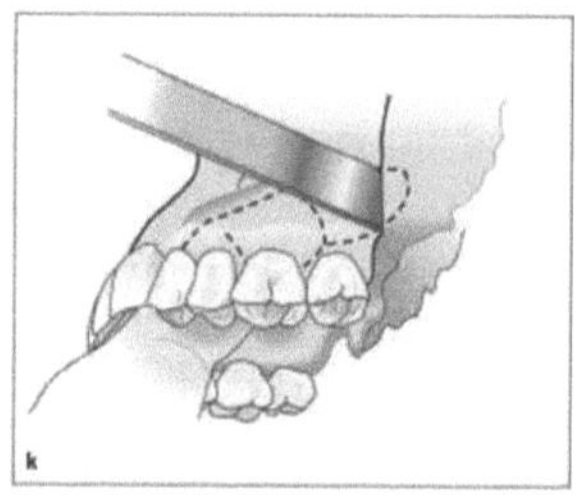

O conteúdo da fissura maxilar pterigoide e do palato mole é protegido colocando o dedo indicador no hamulus palatalmente para sentir o osteótomo à medida que este separa a tuberosidade e as placas pterigóides. Observar que o osteótomo é direcionado medialmente e para baixo.

Etapa 11: Conclusão da osteotomia posterior

Com o osteótomo pterigoide ainda em posição, utilizar um osteótomo fino para completar a osteotomia da parede posterior do maxilar. O osteótomo deve proteger o conteúdo da fossa pterigopalatina durante a realização da osteotomia. Não se desviar demasiado para medial, pois o osteótomo pode danificar a artéria palatina descendente ou rasgar o palato mole.

Etapa 12: Osteotomia da parede nasal lateral

Um osteótomo nasal lateral é colocado no rebordo piriforme e direcionado ligeiramente para o lado (ter em atenção que a fossa nasal alarga posteriormente). A mucosa nasal deve ser protegida para evitar rasgões durante a osteotomia.

Etapa 13: Repetir o procedimento no lado oposto

É colocada uma esponja pequena e húmida no lado completado. As osteotomias devem ser colocadas no mesmo nível e ângulo em ambos os lados, de acordo com o plano de tratamento cirúrgico.

Etapa 14: Completar a dissecção subperiosteal da espinha nasal

Colocar um afastador de ramo subperiostealmente na linha média sobre a espinha nasal anterior (ENA). Dissecar o resto do periósteo da ANS.

Etapa 15: Completar a dissecção da mucosa nasal

Separar a cartilagem septal do SNA. Completar a dissecção da mucosa nasal do septo nasal e do pavimento nasal.

Proteger a mucosa nasal; não a perfurar ou rasgar.

Um leve puxão no afastador de ramo (afastador de cauda de andorinha) separará a cartilagem septal do SNA e facilitará a dissecção posterior. A dissecção da mucosa nasal do septo e do assoalho será facilitada pela remoção do SNA.

Remover a ENA com um cortador de osso, mas deixar osso suficiente na base da coluna vertebral para acomodar um orifício, que será posteriormente utilizado para uma cinta e sutura septal.

Etapa 16: Osteotomia da cartilagem septal e do vômer

Completar a separação da cartilagem septal e do vómer do osso maxilar com um osteótomo do septo nasal. Inclinar o osteótomo na direção do pavimento nasal para evitar rasgar a mucosa nasal.

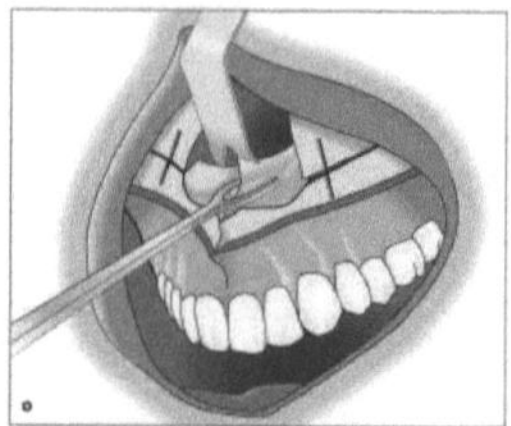

A cartilagem nasal e o vómer são separados do osso maxilar com um osteótomo do septo nasal.

Etapa 17: Fratura do maxilar inferior

Fracionar a maxila empurrando para baixo a parte anterior da maxila. Colocar uma esponja pequena e húmida entre o polegar e o maxilar. O assistente deve estabilizar a face média superior do paciente. O maxilar deve fraturar-se facilmente; se isso não acontecer, rever todas as osteotomias, especialmente na junção entre a tuberosidade e as placas pterigóides. Se necessário, completar a elevação da mucosa nasal a partir do assoalho nasal sob visualização direta, uma vez que a maxila tenha sido rebaixada. Não utilizar força excessiva pelas seguintes razões:

Uma pressão excessiva pode mobilizar os dentes maxilares. (Lembrar que os dentes podem estar ligeiramente móveis devido ao movimento ortodôntico dos dentes).

Uma pressão prolongada e excessiva sobre a gengiva maxilar pode comprometer a irrigação sanguínea.

Uma força excessiva pode soltar os brackets ortodônticos dos dentes anteriores.

A força excessiva pode causar uma fratura desfavorável da maxila (por exemplo, fratura através do osso palatino ou das placas pterigóides, resultando em hemorragia excessiva e/ou difícil reposicionamento da maxila).

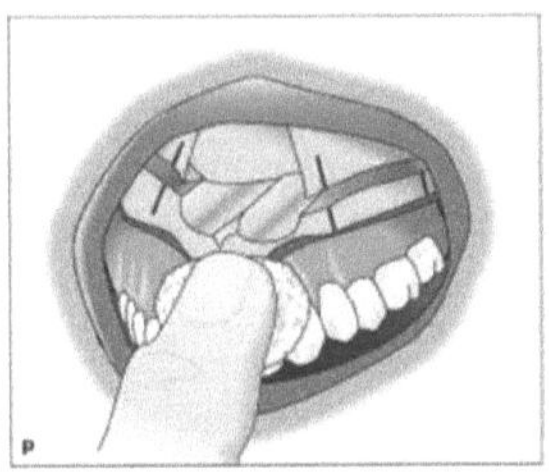

O maxilar é fracturado para baixo com pressão para baixo no maxilar anterior.

Passo 18: Redefinição das osteotomias quando a fratura do maxilar inferior falha

O maxilar deve fraturar com facilidade. Se tal não acontecer, as razões mais prováveis para o fracasso são as seguintes As placas pterigóides e a tuberosidade não estão suficientemente separadas. A osteotomia da parede nasal lateral está incompleta (demasiado curta). Ocasionalmente, o osso do maxilar é muito espesso, dificultando a fratura para baixo. Nestes casos, colocar os osteótomos da parede nasal lateral em posição (bilateralmente) e empurrar cuidadosamente os osteótomos para baixo para ajudar na fratura para baixo.

Etapa 19: Mobilização do maxilar

Colocar o mobilizador maxilar firmemente atrás da tuberosidade enquanto o assistente puxa o maxilar para baixo utilizando um gancho cricoide colocado no canal incisivo. Empurrar a maxila cuidadosamente para a frente, separando finalmente a maxila das placas pterigóides. A mobilização também pode ser concluída colocando uma esponja de cada lado nas osteotomias posteriores e, em seguida, empurrando a maxila anterior superiormente, de modo a que a maxila posterior seja distraída, separando-a assim das placas pterigóides.

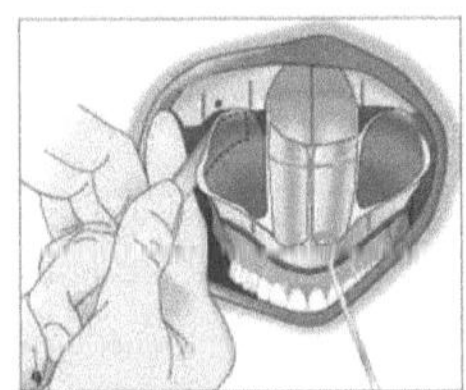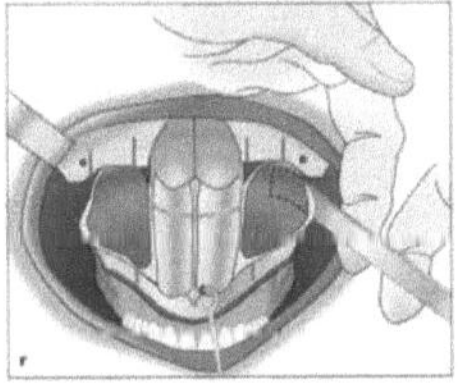

(i) O lado direito do maxilar é mobilizado, empurrando o maxilar anteriormente com um mobilizador (ou osteótomo pterigoide). (ii) O lado esquerdo do maxilar é mobilizado; utilizar um dedo como fulcro e proteger sempre os tecidos moles

Passo 20: Colocação de um fio de posicionamento maxilar

Fazer um furo através da parte lateral do rebordo piriforme em cada lado da maxila fracturada para baixo. Introduzir um fio de 0,018 polegadas através dos orifícios e fixar um torcedor de fio ao fio. O fio é removido quando a fixação rígida estiver concluída. O fio de posicionamento é útil para (1) ajudar na mobilização final do maxilar, (2) puxar o maxilar anteriormente para uma melhor visualização e acesso à área posterior do maxilar, e (3) ajudar no posicionamento final do maxilar.

Etapa 21: Verificar o nível da fratura na placa perpendicular do osso palatino Idealmente, a fratura deve estar na junção entre a tuberosidade e as placas pterigóides. Se a fratura for alta e não for visível, deve ser realizada uma osteotomia mais abaixo, a um nível visível. A fratura também pode ser demasiado curta, ocorrendo através da tuberosidade (envolvendo um terceiro molar não irrompido) e continuando entre a placa horizontal do osso palatino e a maxila, tornando impossível o reposicionamento preciso da maxila. Utilizando o cinzel pterigoide colocado entre a tuberosidade e a placa pterigoide, estabelecer cuidadosamente a separação no local correto.

Etapa 22: Aparar a parede nasal lateral

A parede nasal lateral deve ser cortada de acordo com o plano de tratamento, utilizando um cortador de osso e uma broca de vulcanite. Ter cuidado para não danificar o feixe neurovascular palatino descendente

Etapa 23: Refinamento da osteotomia na parede posterior do maxilar

O refinamento da osteotomia na parede posterior do maxilar é um passo importante. Ter especial cuidado na remoção de interferências ósseas nas seguintes áreas: a parte posterior da parede lateral, os ossos palatinos, as tuberosidades maxilares, a parede posterior da maxila, as placas pterigóides e o septo nasal. É importante remover todas as interferências ósseas para facilitar o reposicionamento preciso e sem obstáculos da maxila. O osso deve ser removido da maxila posterior no aspeto inferior, em vez de ser removido do aspeto superior da maxila ou das placas pterigóides. O feixe neurovascular palatino descendente deve ser sempre protegido, especialmente durante a remoção das interferências ósseas posteriores a esta estrutura.

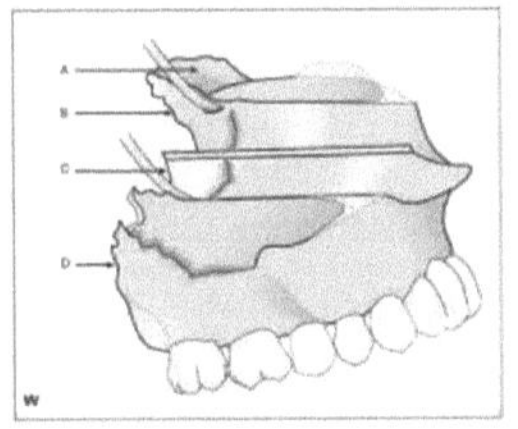 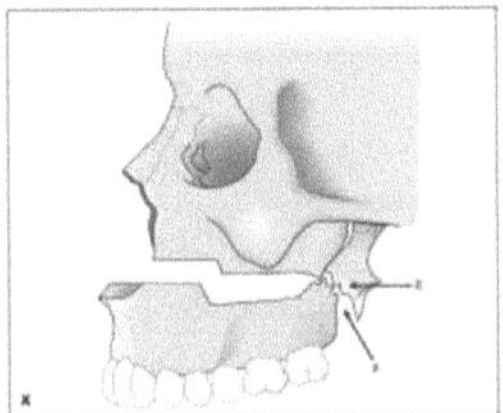

(w) O refinamento da osteotomia na parede posterior do maxilar e a remoção adequada do osso são obrigatórios. (A) Dar especial atenção à parte posterior da parede lateral (B) ao osso palatino (C) ao septo nasal (D) à tuberosidade maxilar. (x) É importante remover osso adequado das (E) placas pterigóides e (F) tuberosidades, especialmente quando a maxila será reposicionada superiormente. É preferível remover osso das tuberosidades do que das placas pterigóides.

Etapa 24: Redução do aspeto palatino do septo nasal

A parte restante do septo nasal é removida do assoalho nasal com um cortador de osso. Em seguida, com uma broca de aparar grande, é criado um canal no pavimento nasal para acomodar o septo nasal após o reposicionamento da maxila. Isto é especialmente importante quando a maxila é reposicionada superiormente. A não remoção de osso suficiente resultará num desvio do septo, numa columela assimétrica e num resultado imprevisível dos tecidos moles.

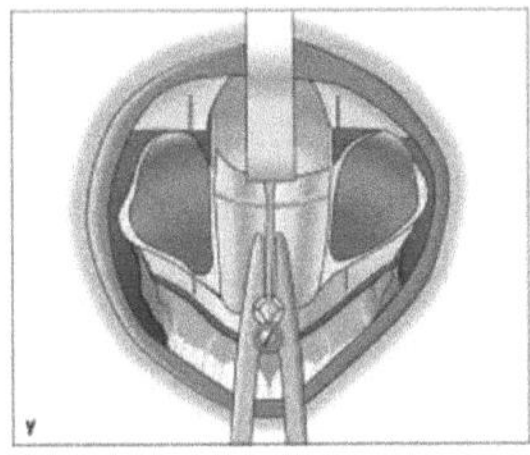 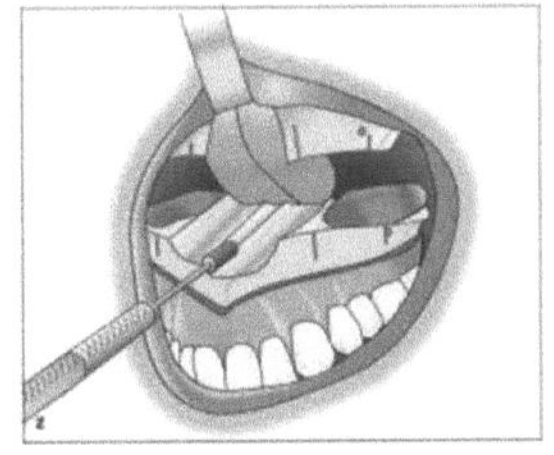

(y) O septo nasal e a parte restante do vômer são aparados do assoalho nasal com um cortador de osso. (z) O corte adequado do vômer e até mesmo a criação de uma depressão no assoalho nasal são essenciais para acomodar o septo nasal após o reposicionamento maxilar

Passo 25: Contornar o bordo piriforme

O bordo piriforme deve ser contornado para acomodar o tecido nasal após o reposicionamento da maxila. Ao mesmo tempo, é efectuado um orifício horizontal através da base do SNA. Este orifício será posteriormente utilizado para posicionar e fixar o septo nasal, bem como para auxiliar na colocação de uma sutura de cinch. A remoção insuficiente do osso nas áreas da borda piriforme, especialmente quando a maxila será reposicionada superiormente, pode levar ao alargamento das asas, elevação da ponta nasal e/ou assimetria do nariz.

Etapa 26: Reversão da anestesia hipotensora e verificação de hemorragia Antes do reposicionamento final e da fixação do maxilar, pode ser sensato reverter a anestesia hipotensora. Enquanto o paciente estiver normotenso, a hemorragia arterial não detectada pode ser descoberta e tratada, o que ajudará a prevenir a hemorragia pós-operatória.

Etapa 27: Passar um fio pelos orifícios do contraforte

Na maioria dos pacientes, a fixação semi-rígida do maxilar é conseguida com duas placas ósseas (1,5 mm) colocadas anteriormente no osso espesso do rebordo piriforme e fios interósseos de 0,018 polegadas colocados na área do contraforte bilateralmente. Após uma osteotomia maxilar Le Fort I, a fixação semi-rígida fornece a fixação necessária, bem como a flexibilidade para resultados óptimos. Quando é necessária uma maior rigidez (por exemplo, expansão maxilar, downgrafting maxilar, procedimentos Le Fort I de várias peças e grandes movimentos [superiores a 6 mm]), são recomendadas mais placas.

Etapa 28: Fixação do fio maxilomandibular

O vetor de tração dos fios de fixação deve apoiar a direção do posicionamento da mandíbula. Colocar o primeiro fio maxilomandibular à volta dos quatro incisivos centrais, de modo a obter a relação interincisal planeada. Colocar os fios à volta dos brackets ortodônticos, guiados por ganchos Kobayashi. No entanto, ter cuidado para não descolar os brackets ortodônticos.

Etapa 29: Reposicionamento do maxilar

Rodar o complexo maxilomandibular fechado e verificar as marcas de referência para um posicionamento preciso da maxila. O posicionamento dos côndilos na sua relação ideal com a fossa, enquanto a maxila é reposicionada, é a parte mais desafiante e difícil do procedimento. Com a experiência, o cirurgião desenvolverá uma sensação de posicionamento dos côndilos e, normalmente, será capaz de detetar interferências ósseas que possam desviar os côndilos da fossa glenoide. Foram concebidos vários dispositivos para obter o posicionamento condilar através do registo da posição mandibular pré-operatória em relação a uma parte fixa do esqueleto facial. Esta posição é então reproduzida após o reposicionamento da maxila. No entanto, a utilização destes dispositivos é morosa e conduz a diferentes graus de sucesso.

Seguem-se algumas sugestões para a fase de reposicionamento do maxilar:

• Ter muito cuidado durante este passo para assegurar que o maxilar está na sua posição planeada, enquanto ambos os côndilos mandibulares estão numa relação ideal com a fossa glenoide.

• Colocar uma mão em cada lado da mandíbula e, com uma pressão digital ligeira e controlada sobre o queixo e os ângulos da mandíbula, rodar o complexo maxilo-mandibular fechado até se obter o contacto ósseo.

• Os vectores de força para posicionar os côndilos são uma ligeira pressão para trás sobre o queixo e uma pressão para cima e ligeiramente anterior sobre os ângulos.

• Certificar-se de que não existem interferências ósseas durante a rotação.

• Não forçar a mandíbula a fechar para alcançar a posição maxilar planeada.

Etapa 30: Turbinectomia

Se um corneto inferior alargado interferir com o reposicionamento superior da maxila, deve ser reduzido. O aumento do corneto pode ser causado apenas por hipertrofia dos tecidos moles ou por hipertrofia dos tecidos moles e do osso. A turbinectomia pode ser efectuada por uma abordagem ventral através de uma incisão ou rasgão na mucosa nasal, agarrando o tecido mole hipertrofiado com uma pinça arterial e ressecando o tecido acima da pinça com uma faca de diatermia. O osso hipertrofiado pode ser removido elevando o mucoperiósteo acima do osso e, em seguida, removendo a porção de osso pretendida com uma pequena lâmina de corte. O mucoperiósteo hipertrofiado sobrejacente pode ser removido com uma faca de diatermia e não precisa de ser suturado. A incisão da mucosa nasal (laceração) é suturada com um fio de sutura crómico 4-0.

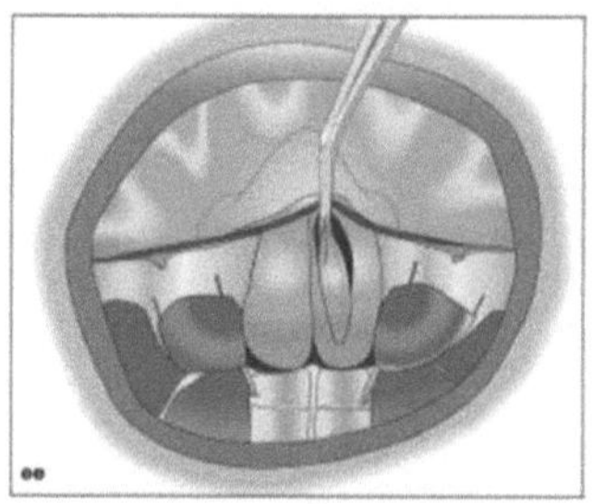

O corneto hipertrofiado é agarrado com uma pinça de tecido e depois removido com uma faca de diatermia.

Etapa 31: Sutura da mucosa nasal

Identificar quaisquer lacerações na mucosa nasal e repará-las com uma sutura crómica 4-0. A não reparação de uma laceração na mucosa nasal pode causar hemorragia excessiva no intraoperatório e/ou no pós-operatório e pode também comprometer o sucesso de quaisquer enxertos ósseos no palato.

Etapa 32: Verificar a posição do septo nasal

Etapa 33: Apertar os arames do contraforte

Etapa 34: Verificação da posição do maxilar com um paquímetro **Etapa 35:** Substituição da fixação maxilomandibular **Etapa 36:** Colocação de placas ósseas

✓ Seleção e adaptação de placas

• Utilizar placas ósseas de titânio de 1,5 mm ou placas ósseas reabsorvíveis. As decisões sobre o método de estabilização e o tipo de placa (titânio ou reabsorvível) são influenciadas por vários factores, incluindo a espessura do osso, a qualidade e o contacto do osso, a quantidade de movimento cirúrgico e a direção do movimento. Os métodos de fixação são os fios interósseos, os fios de suspensão, as placas ósseas (de titânio ou reabsorvíveis) e uma combinação destes métodos.

• Na maioria dos pacientes, o autor utiliza a fixação semi-rígida, que consiste em placas ósseas bilaterais de titânio (1,5 mm) ou placas reabsorvíveis (2,0 mm) colocadas anteriormente no osso espesso nas áreas piriformes e dois fios interósseos (0,018 polegadas) colocados nos contrafortes zigomáticos. No entanto, alguns pacientes podem necessitar de uma fixação adicional, por exemplo, naqueles com grandes movimentos (mais de 6 mm) e mau contacto ósseo, procedimentos de enxertia ou osteotomias segmentares do maxilar. Os fios de suspensão são raramente utilizados.

• As placas devem ser adaptadas para se encaixarem passivamente. Devem ser colocados dois parafusos de cada lado da osteotomia e deve ter-se o cuidado de não colocar os parafusos nas raízes dos dentes, demasiado perto do bordo do osso ou em osso fino. Se for necessário utilizar osso fino, recomenda-se a utilização de parafusos auto-perfurantes.

Etapa 37: Remoção da fixação maxilomandibular e verificação da oclusão

Antes de verificar a oclusão, a mandíbula deve ser gentilmente aberta e fechada, bem como transladada para frente e de um lado para o outro, para garantir que o disco articular não foi deslocado enquanto os dentes estavam em fixação maxilomandibular. Qualquer deslocamento do disco articular produzirá uma má oclusão e poderá causar disfunção da ATM posteriormente. Aguardar alguns minutos após a remoção da fixação maxilomandibular para verificar a oclusão. Em seguida, com uma ligeira pressão no queixo, fechar a mandíbula até que os dentes ocluam. Se a oclusão planeada não for alcançada, remover a fixação rígida e identificar e corrigir a razão da falha.

Etapa 38: Colocação do septo nasal e suturas de cinch

Fixar o septo na cavidade criada no pavimento nasal através de uma sutura através do septo e do orifício na base da ANS. Dependendo dos requisitos estéticos, a largura da base alar pode ter de ser controlada por uma sutura de cinch. Rolar o lábio superior para fora com o polegar enquanto coloca o dedo indicador extraoralmente no rebordo alar. Observar a base alar a mover-se medialmente com a pinça. Um movimento insuficiente da base alar indica que o tecido correto (extensão fibroareolar da cartilagem lateral inferior) não foi agarrado e deve ser feita outra tentativa para o agarrar. Colocar um fio de sutura Vicryl 3-0 através do tecido agarrado pela pinça, passar o fio de sutura através do orifício na base do ENA e repetir o procedimento no lado contralateral numa configuração em oito. Apertar a sutura para estreitar a base até cerca de 3 mm menos do que a largura desejada para permitir o alargamento pós-operatório.

Etapa 39: Sutura submucosa

A incisao nos tecidos moles é fechada por camadas, primeiro o tecido submucoso e depois a mucosa. A sutura é um dos passos mais importantes do procedimento e deve ser efectuada meticulosamente. É o último passo do procedimento cirúrgico e o cirurgião pode estar cansado nesta fase e não prestar a devida atenção a este passo importante. É essencial compreender que uma sutura incorrecta pode resultar em maus resultados estéticos. Comece posteriormente e termine no rebordo piriforme em ambos os lados, puxando os tecidos superiores ligeiramente para a frente.

Etapa 40: Sutura da mucosa Efetuar um encerramento em V-Y e reaproximar a linha média da mucosa utilizando suturas crómicas 4-0. Coloque duas suturas interrompidas em ambos os lados da linha média para a reaproximar. Completar a sutura da mucosa com uma sutura contínua, começando posteriormente e puxando o tecido superior ligeiramente para a frente. Quando é indicado o alongamento do lábio, podem ser utilizadas mais suturas horizontais (ou mesmo suturas bilaterais em V-Y).

Etapa 41: Colocação de elásticos ou fixação maxilomandibular

A fixação maxilomandibular é raramente utilizada e pode ser reservada para pacientes que necessitam de imobilização devido a cirurgias de múltiplos segmentos ou grandes movimentos que requerem uma tala oclusal. O período de fixação maxilomandibular pode variar de alguns dias a 3 semanas. Alternativamente, para a maioria dos pacientes, dois a quatro elásticos interoclusais (0,25 polegadas, 3,5 oz) são suficientes para guiar os dentes para a nova oclusão. A direção dos elásticos deve apoiar o reposicionamento. Elásticos longos devem ser evitados.

Passo 42: Aplicação de um penso de pressão É aplicado um penso de pressão para ajudar a controlar o inchaço e/ou evitar a formação de hematomas.

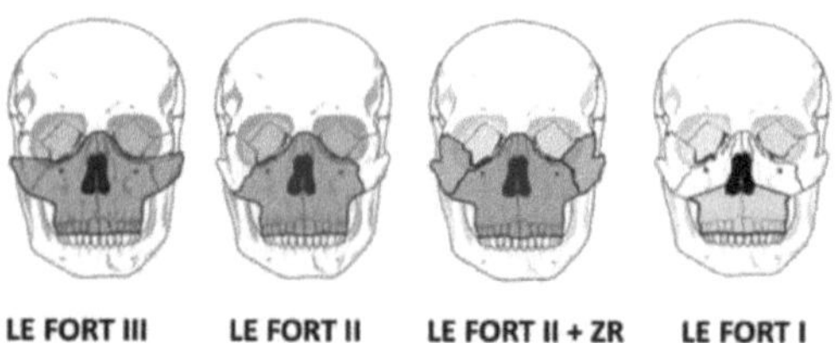

- **Cirurgia segmentar da maxila**

A cirurgia segmentar da maxila foi efectuada durante muitos anos antes da osteotomia total da maxila se tornar popular. A osteotomia maxilar anterior permite melhorar a oclusão, mas muitas vezes à custa da estética facial. A osteotomia maxilar posterior também tem indicações específicas, especialmente na cirurgia pré-protética.

1. **Osteotomia de um só dente:** A osteotomia de um só dente é utilizada para a correção de um mau posicionamento dentário, anquilose dentária ou encerramento de um diastema. Porque o pedículo de tecido mole para o segmento dentoalveolar é relativamente pequeno. A maxila e os tecidos moles circundantes são adequados para permitir osteotomias de um único dente. Os benefícios relatados desta técnica cirúrgica são uma redução no tempo de tratamento e uma menor incidência de recidiva dentária quando comparada com a terapia ortodôntica convencional.

As desvantagens do procedimento incluem lesões nos dentes adjacentes; comprometimento periodontal do dente tratado ou do dente adjacente; ou desvitalização dos dentes, levando à necrose pulpar, alterações de cor, reabsorção radicular e, possivelmente, à necessidade de terapia endodôntica. O fator etiológico que se acredita ser o mais importante para esse processo de desvitalização é o nível da osteotomia subapical transversa.

2. **Osteotomia maxilar anterior:** Osteotomia maxilar anterior A primeira osteotomia maxilar segmentar anterior relatada foi realizada em 1921 por Cohn - Stock. O procedimento foi feito através de uma incisão palatina transversal, e foi realizada uma ostectomia em forma de cunha. Foi então criada uma fratura em "greenstick" e o segmento anterior do maxilar foi retraído. Infelizmente, o segmento recidivou em 4 semanas. Desde então, o procedimento foi modificado com variações no desenho da incisão, dependendo do movimento ósseo desejado. Em geral, o procedimento é previsível do ponto de vista da estabilidade dentária e das alterações dos tecidos moles. As indicações para a osteotomia segmentar anterior incluem um excesso na vertical e

/ ou dimensão anteroposterior do processo alveolar maxilar em pacientes com oclusão posterior aceitável. "Este procedimento pode ser combinado com a osteotomia maxilar posterior ou efectuado de forma dependente. Se forem indicadas osteotomias segmentares anteriores e posteriores concomitantes, a maioria dos cirurgiões utilizaria uma osteotomia segmentar total do maxilar.

Indicação: A indicação mais comum para a osteotomia maxilar anterior (AMO) atualmente é a correção da protrusao bimaxilar quando combinada com uma osteotomia subapical mandibular. Outras indicações incluem :

✓ Para corrigir uma protrusão acentuada dos dentes maxilares com uma inclinação axial normal dos incisivos em relação ao osso alveolar.

✓ Para fechar uma mordida aberta anterior, desde que não exista um excesso maxilar vertical.

✓ Para retrair os dentes anteriores quando isso não pode ser conseguido com a terapia ortodôntica convencional (por exemplo, não conformidade do paciente).

✓ Quando o movimento dentário ortodôntico é desaconselhado devido à reabsorção radicular patológica preexistente ou anquilose.

✓ Quando se prevê uma melhoria da aparência através da redução da proeminência do lábio superior em relação ao nariz e à parte inferior da face.

As três técnicas comuns de AMO - Wunderer, Wassmund e Cupar

• **MÉTODO WUNDERER:** Quando se pretende um movimento posterior do segmento anterior da maxila, uma incisão transpalatina fornece acesso direto à osteotomia e ostectomia palatinas planeadas. Esta incisão é combinada com incisões verticais vestibulares na região das extracções ou osteotomias interdentárias planeadas. Outra vantagem proporcionada pelo acesso palatino direto é a possibilidade de criar a osteotomia transversal através de um molar, se indicado pela cirurgia planeada. Esta técnica de osteotomia depende do pedículo vestibular intacto para o seu fornecimento de sangue. Este procedimento foi modificado para incluir uma incisão vertical na linha média para obter acesso para completar a osteotomia horizontal através de um túnel subperiosteal ligado às incisões verticais nos locais de extração. A separação do septo nasal do segmento maxilar é realizada diretamente e mais facilmente com esta variação do que com o procedimento tradicional de Wunderer, durante o qual esta manobra é concluída através da osteotomia palatina. Se indicado, um segmento maxilar anterior de duas peças também pode ser criado através da incisão vestibular na linha média.

• **MÉTODO DE WASSMUND:** A técnica de Wassmund preserva os pedículos dos tecidos moles bucais e palatinos. No entanto, é mais difícil. Para obter acesso aos aspectos superior e palatino da maxila anterior com este desenho de incisão. É feita uma incisão vertical nos tecidos vestibulares perto da extração planeada ou da osteotomia interdentária, bem como sobre a espinha nasal anterior. Através da incisão anterior, é possível elevar e proteger o pavimento nasal e separar o septo nasal da crista maxilar. A osteotomia horizontal vestibular é criada através de um túnel entre as incisões vestibulares anterior e posterior. A osteotomia transpalatina é realizada através da osteotomia vertical vestibular, mantendo a palpação digital da mucosa palatina para efetuar este corte sem traumatizar o tecido palatino. A osteotomia transpalatina pode ser facilitada pela utilização de uma incisão sagital palatina média, permitindo o acesso direto ao osso mais espesso do palato médio. Após a conclusão de todas as osteotomias, o segmento dento-ósseo maxilar anterior pode ser reposicionado

• **MÉTODO DE CUPAR:** A técnica de Cupar ou uma das suas variantes é o procedimento cirúrgico mais comummente utilizado para o AMO. É, na sua essência, uma versão menor da técnica de osteotomia maxilar total com fratura inferior. É criada uma incisão vestibular vestibular, permitindo o acesso direto às paredes maxilares laterais anteriores, à abertura piriforme e ao pavimento e septo nasais. As vantagens técnicas do método de Cupar são:

1. Acesso direto às estruturas nasais para permitir a manipulação do septo cartilaginoso, evitando assim eventuais deformações devidas à flambagem.

2. Acesso livre ao maxilar superior para redução do excesso vertical do maxilar ou enxerto ósseo em casos de enxerto inferior.

3. Capacidade de remover osso do palato sob visualização direta depois de o maxilar anterior ter sido fracturado.

4. Preservação do fornecimento de sangue através de um excelente pedículo palatino.

5. Facilidade de colocação da fixação interna rígida.

A sequência das osteotomias depende do operador, mas o procedimento geral envolve a realização das ostcotomias verticais vestibulares e horizontais sob visualização direta. A mucosa nasal é clevada a partir da superfície superior da maxila. É mais fácil completar as osteotomias se o septo nasal for primeiro libertado da crista maxilar. A osteotomia horizontal é concluída e a osteotomia vertical é então efectuada bilateralmente entre os dentes. Através deste corte vertical, a osteotomia transpalatina é completada com uma serra recíproca ou um osteótomo, mas não é feito qualquer esforço para efetuar a ostectomia nesta altura. À semelhança da técnica de Wassmund, é colocado um dedo na mucosa palatina para palpar o osteótomo, numa tentativa de evitar qualquer trauma tecidular à medida que o osteótomo avança. A ostectomia transpalatina é então concluída sob visualização direta a partir de cima, permitindo um excelente acesso à crista nasal do maxilar e ao osso palatino médio para o recontorno ósseo. Este procedimento pode ser realizado através de um local de extração de molares, se indicado pelo plano de tratamento.

A fixação do AMO é efectuada através da estabilização do stent oclusal, de fios ósseos, de fixação esquelética, de fixação interna rígida ou de uma combinação destes métodos. Quando é aplicada uma fixação rígida, a utilização de um stent pode ser reduzida para 6 semanas. Quando é utilizado apenas um stent oclusal, é aconselhável manter o stent durante 3 meses. Independentemente da técnica de fixação utilizada, é prudente considerar alguma forma de contenção ortodôntica pós-operatória para evitar recidivas.

3. **Osteotomia maxilar posterior:** A osteotomia maxilar posterior foi originalmente descrita em 1959 por Schuchardt como um procedimento em duas fases para a correção de

deformidades de mordida aberta.

Indicação:

• Hiperplasia alveolar maxilar posterior.

• Hiperplasia maxilar total (quando combinada com AMO)

• Reposicionamento distal do fragmento alveolar maxilar posterior para proporcionar espaço para a erupção correta de um canino ou dente bicúspide impactado

• Espaços na dentição que podem ser fechados pelo reposicionamento anterior do segmento posterior

• Excesso ou deficiência transversal
• Mordida aberta posterior

Técnica cirúrgica: O PMO é mais comummente realizado como um procedimento de fase única através de uma incisão vestibular vestibular que se estende desde a região do canino até à do segundo molar abaixo do contraforte zigomático. Em alternativa, podem ser criadas incisões verticais na região das osteotomias anterior e posterior e combinadas com uma incisão palatina parassagital. Se indicado, a extração dentária é cuidadosamente realizada para preservar o osso alveolar. A osteotomia palatina é geralmente efectuada transantralmente através da osteotomia horizontal vestibular. Geralmente não é necessária uma incisão palatina, a menos que esteja planeado um movimento medial do segmento maxilar superior a alguns milímetros ou que o segmento mobilizado não possa ser posicionado adequadamente. Neste caso, pode ser criada uma incisão para-sagital afastada da área da osteotomia planeada. A reflexão do retalho palatino para remover o osso sob visualização direta deve ser feita com cuidado, de modo a preservar a vasculatura palatina. A osteotomia vestibular horizontal é completada pelo menos 5 mm acima dos ápices dos dentes, utilizando instrumentos rotativos ou uma serra recíproca, desde o local da osteotomia vertical anterior até à tuberosidade maxilar. Ao efetuar a ostectomia, é removida uma quantidade adequada de osso para permitir o reposicionamento superior do segmento posterior do maxilar. A osteotomia vertical pode então ser realizada através de um local de extração ou de um espaço criado ortodonticamente utilizando uma broca de fissura fina ou um osteótomo de espátula. A osteotomia palatina é geralmente realizada com um osteótomo curvo colocado através do local da osteotomia horizontal, com o dedo do operador nos tecidos palatinos para assegurar a secção óssea completa, minimizando a perfuração palatina. Esta manobra é facilmente efectuada num doente com um palato íngreme, mas se o palato for relativamente plano e pouco profundo, pode ser necessário completar a osteotomia palatina transantralmente ou através do pavimento nasal. A osteotomia vertical posterior pode ser realizada através de um local de extração do terceiro molar ou por separação pterigomaxilar. Com esta última técnica, um túnel subperiosteal é criado posteriormente para localizar a junção pterigomaxilar de uma forma semelhante à utilizada durante a osteotomia maxilar total. O segmento dentoalveolar posterior é fracturado para baixo com a pressão dos dedos e as regiões anteriormente inacessíveis, tais como as extensões me dial e posterior do segmento ósseo, são recontornadas, se indicado. O segmento posterior é posicionado no stent acrílico derivado da cirurgia de modelo e a mandíbula é rodada para a posição correta para assegurar que não existem interferências oclusais. A utilização de uma tala mais espessa ou de fios transpalatais pode ser útil para aumentar a rigidez da fixação. O segmento dentário maxilar é ligado ao stent cirúrgico e a fixação é aplicada. Na maioria das circunstâncias, a fixação com miniplacas é adequada, embora possa ser utilizada a fixação esquelética, o fio ósseo direto ou apenas o stent cirúrgico, desde que haja um contacto ósseo adequado e um número suficiente de dentes para a estabilidade. Os enxertos ósseos estão indicados se existirem grandes espaços no local da osteotomia. Se não for utilizada a fixação rígida, o stent cirúrgico deve ser mantido por 3 a 6 meses ou substituído por um aparelho ortodôntico retentivo, para evitar a recidiva dos segmentos. A aplicação de fixação maxilomandibular tem sido defendida, mas não foi demonstrado que diminua a probabilidade de recidiva.

OSTEOTOMIA DE ALTO NÍVEL DA FACE MÉDIA LEFORT II

A osteotomia LeFort II foi introduzida por Henderson e Jackson para o tratamento de pacientes com hipoplasia nasomaxilar. As suas aplicações na prática atual são relativamente limitadas. Permite apenas movimentos inferiores e anteriores; os movimentos de rotação são muito difíceis

Procedimentos cirúrgicos: O procedimento é efectuado sob anestesia geral. É preferível um tubo endotraqueal nasal e um certo grau de hipotensão. O acesso cirúrgico é obtido através de uma incisão mucogengival intra-oral de primeiro molar a primeiro molar. As incisões tornam-se verticais em cada extremidade, de modo a que, em caso de rasgamento dos retalhos, estes continuem para cima e não para trás. A incisão é utilizada para obter acesso ao maxilar como para uma osteotomia LeFort I. Isto é necessário anteriormente para permitir a inspeção e a reconstrução (se necessário) da espinha nasal anterior. As incisões oblíquas da pele paranasal são efectuadas para permitir o acesso ao pavimento orbital medial e à ponte nasal. Estas incisões deixam cicatrizes discretas se forem mantidas direitas e seguirem a direção da prega cutânea. É necessária uma dissecção significativa sobre a ponte do nariz para permitir a retração dos tecidos moles, evitando assim uma nova incisão na pele sobre a ponte do nariz. As osteotomias são iniciadas com o corte vertical do rebordo orbital entre o ducto nasolacrimal e o nervo infra-orbital. A melhor forma de o fazer é através da incisão cutânea, que é prolongada inferiormente. O corte é então continuado através da incisão intra-oral em direção à maxila posterior, como para uma osteotomia LeFort I. Estes cortes podem ser efectuados com uma broca de fissura fina ou com uma serra. O corte progride então através do canto medial do assoalho orbital posterior ao aparelho lacrimal. Esta parte do corte é frequentemente melhor realizada com um osteótomo fino. Continua verticalmente até ao nível da inserção do canto medial, onde é dirigido horizontalmente através dos ossos nasais; é utilizado um retractor nasal, como o de Au fricht, para proteger os tecidos moles. As mesmas osteotomias são efectuadas no lado oposto e ligadas. O septo nasal é dividido por cima, como no caso do LeFort III, através de uma das incisões cantálicas. A separação da maxila é efectuada com um osteótomo de Tessier e a maxila é mobilizada com a pinça de desimpactação de Rowe.

Deve-se ter cuidado durante a mobilização para garantir que as espículas de osso não danifiquem o aparelho nasolacrimal. O avanço é obtido com mobilizadores Tessier na zona retromaxilar. No interior da órbita, é necessário ter o cuidado de não danificar o aparelho lacrimal nem descolar o aparelho medial, podendo ser muito útil a utilização de uma fixação temporária craniomaxilar. Embora não seja essencial, permite a manipulação do maxilar, a inspeção de todos os locais de osteotomia e, em seguida, ajustes finos adicionais com facilidade. Esta fixação é efectuada através da utilização de uma barra de arco feita à medida com uma barra de projeção amovível que é fixada com juntas universais a uma estrutura Levant.

Uma vez alcançada a posição pretendida, os locais de osteotomia são fixados com miniplacas. Os enxertos ósseos (crista craniana ou ilíaca) são colocados nos defeitos e o osso esponjoso é utilizado para aumentar o osso cortical. Após a conclusão do enxerto ósseo, a fixação intermaxilar é libertada e a oclusão é verificada. De seguida, retira-se a fixação craniomaxilar. Nos casos em que a espinha nasal anterior está ausente, esta é reconstruída com um enxerto ósseo que se estende até à margem do nariz. Os cuidados pós-operatórios são os mesmos de qualquer procedimento ortognático. Utilizamos de forma rotineira antibióticos e esteróides. Um LeFort II alargado, levando as margens infra-orbitárias para a frente, é ocasionalmente útil. Deve ter-se cuidado com esta osteotomia para assegurar que o nervo infra-orbital não é traumatizado.

Lefort III

A osteotomia LeFort III e as suas variantes são procedimentos ortognáticos concebidos para deslocar toda a face média para anterior, inferior ou ambas. O primeiro avanço do terço médio da face relatado foi realizado em 1942 por Sir Har old Gillies. A técnica foi então refinada e popularizada por Tessier, que deu a contribuição vital do enxerto ósseo. Desde o trabalho destes cirurgiões pioneiros, o procedimento LeFort III foi aperfeiçoado, adaptado e modificado, tornando-se numa operação de rotina. Foram realizados trabalhos mais recentes utilizando a técnica de osteogénese de distração no terço médio da face, mas os cortes básicos da osteotomia permanecem os mesmos.

Indicação: A principal indicação para a osteotomia LeFort III é a hipoplasia total do terço médio da face, principalmente nas dimensões ântero-posterior e vertical. No que respeita à dimensão transversal, em alguns casos, particularmente nos doentes com síndrome de Apert, é desejável um estreitamento em vez de um alargamento. A maioria dos pacientes para os quais uma osteotomia LeFort III é apropriada tem uma craniossinostose sindrómica, como a síndrome de Apert ou de Crouzon; um número menor tem uma retrusão não sindrómica do terço médio da face ou uma deformidade pós-traumática. O fator chave na escolha de uma osteotomia LeFort III em vez de uma osteotomia LeFort II ou LeFort I modificada é o grau de proptose e hipoplasia maxilar.

Técnica cirúrgica: É necessária anestesia geral e é desejável um certo grau de hipotensão. Idealmente, preferimos colocar um tubo endotraqueal nasal no início, mas devido à retrusão grave da face média ou atresia coanal, isso nem sempre é possível.

Nestes casos, deve ser colocado um tubo endotraqueal oral. Este pode ser mudado para um tubo nasal após a mobilização do terço médio da face. Raramente, geralmente devido a anomalias da traqueia, a intubação endotraqueal é impossível e pode ser necessária uma traqueostomia. Por esse motivo, as técnicas de intubação por fibra ótica são de grande valia. O doente deve ser posicionado em posição supina com uma ligeira inclinação inversa de Trendelenburg. A angulação do tubo endotraqueal é uma questão de preferência pessoal, mas deve ter-se o cuidado de garantir que não é deslocado. O tubo endotraqueal pode ser fixado ao nariz com uma sutura ou ligado às barras da arcada ou a suportes ortodônticos. A anestesia local com epinefrina é utilizada para ajudar a hemostase ao longo das linhas de incisão. Recomenda-se a realização de tarsorreias temporárias e a utilização de escudos protectores da córnea. Utilizamos por rotina antibióticos profilácticos, atualmente benzilpenicilina (ou uma cefalosporina) e metronidazol. Estes são mantidos no pós-operatório durante 5 dias. Também utilizamos esteróides para minimizar o edema; 250 mg de metilprednisolona são administrados por via intravenosa na indução (dose de adulto) e continuados num total de quatro doses com intervalos de 6 horas.

EXPANSÃO RÁPIDA DO PALATO ASSISTIDA CIRURGICAMENTE

Indicação:

1. Para aumentar o perímetro da arcada maxilar, para corrigir a mordida cruzada posterior e quando não estão planeados movimentos cirúrgicos adicionais da mandíbula.

2. Alargar a arcada maxilar como procedimento preliminar, mesmo que esteja planeada outra cirurgia ortognática. Isto destina-se a evitar riscos acrescidos, imprecisão e instabilidade associados à osteotomia segmentar da maxila.

3. Para dar espaço a uma dentição maxilar apinhada quando as extracções não são indicadas.

4. Alargar a hipoplasia maxilar associada a fendas palatinas.

5. Para reduzir os corredores bucais negros e largos ao sorrir.

6. Para ultrapassar a resistência das suturas quando a OME falhou.

7. Em geral, a SARPE é recomendada para doentes com mais de 16 anos de idade.

Nos casos em que a maturidade esquelética foi atingida, está presente a deficiência transversal da maxila, a exibição excessiva dos corredores vestibulares ao sorrir e a presença de apinhamento dentário anterior. Foi demonstrado que a sutura palatina mediana sofre ossificação numa grande variedade de idades

Deve ser mencionado que existe uma variedade de técnicas para o procedimento SARPE com base no local onde o cirurgião e o ortodontista acreditam que existem os principais pontos de resistência à expansão. Além disso, algumas cirurgias SARPE com desenho de osteotomia limitada podem ser realizadas em ambulatório, utilizando sedação intravenosa, embora se a SARPE for realizada como uma osteotomia padrão Le Fort I de duas peças sem fratura descendente, pode ser preferível uma sala de operações com intubação endotraqueal.

Uma cirurgia SARPE típica começa com anestesia local e incisões mucoperiosteais bilaterais que se estendem desde o rebordo piriforme até à região do contraforte zigomático na área do primeiro molar superior. De seguida, são realizadas osteotomias bilaterais desde os rebordos piriformes até à parte inferior da junção pterigomaxilar. Uma osteotomia AP linear simples do rebordo piriforme até à junção pterigomaxilar é recomendada para a SARPE.

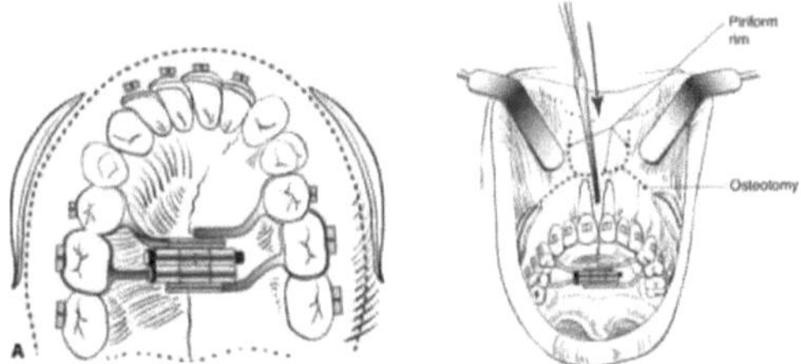

São efectuadas incisões mucoperiosteais horizontais bilaterais, seguidas de osteotomias bilaterais desde os rebordos piriformes até às junções pterigomaxilares

Uma variação inclinada da osteotomia da parede lateral do maxilar baseia-se na expetativa de que, à medida que o maxilar é expandido, irá "descer" esta inclinação lateral e inferiormente. Este conceito parece válido num desenho bidimensional; no entanto, em três dimensões, se a osteotomia for plana de lateral para medial, à medida que a expansão ocorre, o osso na região piriforme desliza lateralmente sobre a superfície plana lateral e o osso na região do contraforte desliza lateralmente sobre a superfície plana lateral a esta área. Portanto, se os cortes da parede lateral do maxilar forem rectos e horizontais, perpendiculares ao plano médio-sagital, de lateral para medial, a angulação do corte de anterior para posterior não afecta a posição vertical dos segmentos à medida que são expandidos. Como resultado, uma osteotomia horizontal padrão pode ser usada para o procedimento SARPE. Este procedimento segue a osteotomia de peça única Le Fort I. O maxilar não é fracturado para baixo. É efectuado o alívio das osteotomias presentes nos contrafortes zigomaticomaxilares, uma vez que isto permite a libertação durante a separação. A gengiva da linha média é elevada para expor o alvéolo. A osteotomia da linha média é efectuada com uma serra sagital ou piezoeléctrica, desde o bordo piriforme do nariz até ao alvéolo. A osteotomia da sutura palatina média é completada com cinzéis. A desobstrução dos contrafortes zigomático-maxilares é confirmada intraoperatoriamente através da ativação do aparelho palatino. O resto do procedimento está de acordo com a osteotomia de peça única Le Fort 1.

Caraterísticas principais da SARPE:

1. O SARPE é normalmente efectuado em arcos que têm forma de V.

2. O alcance da ortodontia é limitado para mascarar uma discrepância transversal esquelética superior a 5 mm. Uma expansão segmentar de Le Fort não pode ser efectuada para movimentos superiores a 7 mm. Se for necessária uma quantidade significativa de expansão maxilar, presumivelmente superior a 7 mm, é preferível um procedimento SARPE, uma vez que oferece mais estabilidade.

3. É efectuada uma radiografia IOPA para garantir que existe espaço suficiente para uma osteotomia interdentária.

4. As osteotomias realizadas durante um Le Fort I são replicadas para o procedimento SARPE, sem fraturar o maxilar.

5. As placas pterigóides são separadas para a expansão posterior da maxila.

6. Os contrafortes zigomático-maxilares oferecem a maior resistência à expansão da maxila. A ativação do aparelho palatino deve ser feita dentro da sala de cirurgia. Isso garante que a maxila possa se expandir bilateralmente, de forma simétrica e sem interferências.

7. A sobrecorrecção é recomendada para permitir a recidiva. Isto deve-se ao facto de a instabilidade máxima estar associada à expansão transversal da maxila.

8. Pode ser utilizado um aparelho dentário (aparelho de Haas e Hyrax) ou um aparelho palatino ósseo. Os aparelhos dentários podem ser mais aceitáveis para os pacientes, uma vez que são menos invasivos e mais higiénicos.

Desvantagem: Podem criar um efeito de inclinação oclusal ao nível do osso alveolar e dos dentes. Isso pode ser minimizado com o encaixe de pelo menos três dentes posteriores. Por outro lado, um aparelho ósseo oferece um melhor controlo dos movimentos ortopédicos ao nível do palato, mas requer uma abóbada palatina íngreme para ancoragem e é mais invasivo.

CIRURGIA ORTOGNÁTICA PARA A APNEIA OBSTRUTIVA DO SONO

A apneia obstrutiva do sono (AOS) é uma doença crónica prevalente caracterizada pelo colapso da faringe durante o sono. Um grande estudo de referência estimou que 24% dos homens de meia-idade e 9% das mulheres de meia-idade têm AOS, sendo a AOS definida como um índice de apneia-hipopneia (IAH) superior a 5 eventos por hora.

Os principais factores fisiológicos envolvidos na AOS ajudarão o cirurgião a compreender as várias modalidades de tratamento. A anatomia das vias aéreas superiores pode predispor ao colapso, seja por diminuição do diâmetro ou por outros factores, incluindo caraterísticas do tecido mole circundante e volumes pulmonares reduzidos. Se a anatomia predispõe ao colapso, a diminuição da atividade dilatadora das vias aéreas superiores (incluindo a do músculo genioglosso) observada durante o sono pode contribuir para os episódios obstrutivos. A estabilidade do controlo ventilatório e o limiar de excitação podem também desempenhar um papel na AOS.

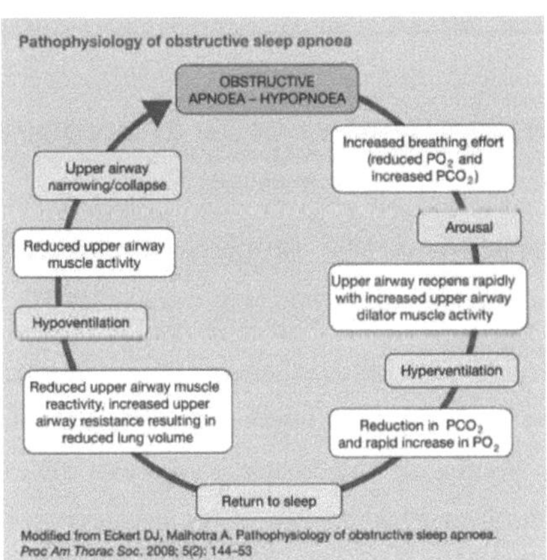

Na AOS, o sono torna-se fragmentado, o que diminui o tempo passado nas fases mais profundas do sono e resulta em sonolência diurna excessiva. Os doentes ou os seus companheiros de cama podem referir roncos, apneias observadas ou respiração ofegante ao acordar. Ocorre dessaturação de oxigénio, hipercarbia e ativação simpática. A AOS não tratada está associada a hipertensão e doença cardiovascular, incluindo arritmias cardíacas, doença arterial coronária, insuficiência cardíaca congestiva e aumento do risco de eventos cardiovasculares. Nos homens, a AOS grave não tratada aumenta significativamente o risco de eventos cardiovasculares fatais e não fatais, em comparação com homens sem ronco, com a mesma idade e índice de massa corporal (IMC) e sem AOS. Foi demonstrado que a AOS aumenta o risco de acidente vascular cerebral (AVC) e de mortalidade por todas as causas, sendo que este risco parece ser maior com a AOS mais grave.

- **Tratamento cirúrgico**

I. Avanço maxilomandibular

O avanço maxilomandibular (AMM) aborda vários níveis de obstrução, diminuindo a colapsibilidade das vias aéreas através do avanço da sua estrutura esquelética. O MMA envolve o avanço facial cirúrgico através de osteotomias maxilares e mandibulares concomitantes.

Se for necessária a expansão da maxila, da mandíbula ou de ambas, esta é realizada como uma operação de primeira fase para a expansão rápida cirúrgica da maxila e/ou osteotomia da linha média mandibular com distração. Foi demonstrado que a expansão cirúrgica rápida da maxila melhora o IAH (redução média de 56,2%) e a ESS (média de 12,5 para 7,2) como procedimento isolado. Em alguns casos, a expansão da maxila pode ser obtida através de osteotomias maxilares de várias peças no momento da AMM.

Através de uma incisão no interior do lábio superior, o maxilar superior é exposto e cortado. O maxilar é deslocado para a frente de acordo com os modelos 3D e fixado na sua posição com placas e parafusos de titânio.

Através de uma incisão no interior do lábio inferior, o maxilar inferior é exposto e cortado. O maxilar é deslocado para a frente de acordo com os modelos 3D e fixado na posição com parafusos de titânio. Serão efectuadas incisões muito pequenas (1/4 de polegada) em cada bochecha para permitir a colocação dos parafusos. As incisões são fechadas com suturas absorvíveis e o tubo de respiração é reintroduzido na boca. Finalmente, são colocados elásticos dentários nas barras da arcada para ajudar a manter a mordida igual.

II. TÉCNICAS CIRÚRGICAS ASSOCIADAS

• Redução do volume lingual por cirurgia

• Suspensão do osso hioide

• Uvulopalatofaringoplastia (UPPP)

• Cirurgia de avanço do genioglosso

AVANÇOS RECENTES NA CIRURGIA ORTOGNÁTICA

Os avanços na imagiologia e análise digitais permitiram uma maior compreensão dos movimentos tridimensionais dos maxilares e a criação de planos cirúrgicos num ambiente virtual, permitindo aos cirurgiões navegar por anatomias complexas e melhorar as intervenções. O planeamento cirúrgico assistido por computador expandiu-se subsequentemente para incluir a conceção assistida por computador (CAD) e o fabrico assistido por computador (CAM) de guias de corte e implantes específicos para cada doente, melhorando a segurança e a eficácia destes procedimentos, permitindo uma maior eficiência para intervenções simples e uma maior versatilidade para intervenções mais complexas

Os avanços contemporâneos na cirurgia ortognática incluem novos avanços no planeamento cirúrgico, alterações nos protocolos ortodônticos cirúrgicos coordenados, técnicas avançadas de distração, uma maior compreensão das alterações na dinâmica das vias aéreas que acompanham movimentos selecionados do esqueleto facial e indicações crescentes para doentes com diferenças faciais complexas que requerem cirurgia ortognática simultânea e transferência de tecidos livres

(1) Planeamento virtual em cirurgia ortognática

Na última década, assistiu-se a uma enorme evolução no campo do planeamento cirúrgico. O planeamento cirúrgico virtual assistido por computador e a utilização de talas concebidas por CAD-CAM melhoraram significativamente a precisão intra-operatória do reposicionamento maxilar na cirurgia ortognática.

A simulação cirúrgica assistida por computador (CASS) aumentou consideravelmente a eficiência e a precisão da cirurgia ortognática para a correção de deformidades dentofaciais.

O planeamento cirúrgico virtual (VSP) melhora a eficiência do trabalho pré-cirúrgico e oferece uma oportunidade para ilustrar a correção multidimensional ao nível dentário e esquelético.

A VSP fornece uma visão pré-operatória da intervenção cirúrgica e o fabrico de guias de corte e modelos pode ajudar a diminuir as imprecisões cirúrgicas intra-operatórias.

O VSP está a tornar-se rapidamente o padrão de cuidados para o planeamento do tratamento cirúrgico das deformidades dento-faciais. Modalidades de captura de imagens de maior fidelidade e uma maior compreensão das complexidades dos movimentos, tal como representados num ambiente cirúrgico virtual tridimensional, permitiram aos cirurgiões tratar de forma mais eficaz e precisa uma miríade de deformidades esqueléticas, com redução do tempo de operação e dos hospitais.

(2) Cirurgia ortognática sem wafer

Outra técnica que criou uma mudança de paradigma é a conceção de stents de corte fabricados à medida e de implantes de fixação específicos para cada doente, que ajudam não só a efetuar a osteotomia, mas também a fixar o segmento na posição pretendida sem a utilização de bolachas oclusais.

O benefício do planeamento assistido por computador na cirurgia ortognática tem sido amplamente documentado na última década

(3) Abordagem cirúrgica

Cirurgia-primeira A cirurgia ortognática seguida de terapia ortodôntica pós-operatória sem tratamento ortodôntico pré-operatório é a definição do "método de cirurgia-primeira". O termo "estratégia de cirurgia modificada" refere-se à terapia ortodôntica pré-operatória que é minimizada para menos de seis meses. A técnica SFOA é fundamentalmente uma abordagem "face-first", em que a queixa principal do paciente é tratada de imediato, melhorando o perfil dos tecidos moles faciais e aumentando assim a adesão do paciente ao tratamento global.

A fase pré-cirúrgica destina-se a "descompensar" a dentição de modo a que a deformidade dentária corresponda à deformidade esquelética. Seguem-se os cuidados cirúrgicos, em que a posição óssea é alterada de acordo com as normas morfométricas, e a coordenação ortodôntica pós-cirúrgica, a fim de terminar a oclusão para obter contactos interdentários óptimos. Apesar de a abordagem convencional resistir ao teste do tempo, as desvantagens incluem o tempo de tratamento prolongado, bem como o potencial agravamento da estética facial durante o período de tratamento pré-cirúrgico.

Avanços recentes na mecânica dos movimentos dentários, na estabilidade de movimentos esqueléticos específicos no contexto de fixação rígida e na compreensão dos efeitos da cirurgia sobre o movimento dentário permitiram a introdução de várias abordagens diferentes para tratar a displasia esquelética, incluindo abordagens de cirurgia-primeira e cirurgia-única, bem como o uso de alinhadores ortodônticos transparentes em vez de aparelhos metálicos convencionais. Em pacientes adequadamente selecionados, cada um destes protocolos oferece vários benefícios, incluindo a redução do tempo de tratamento, maior qualidade de vida e maior satisfação do paciente.

(4) Cirurgia ortognática sem tratamento ortodôntico

De acordo com relatórios recentes, a maioria dos pacientes que estão dispostos a submeter-se a cirurgia ortognática visitam as clínicas por motivos estéticos e não por razões funcionais, tais como problemas oclusais ou disfunção temporomandibular. Os asiáticos têm um perfil facial relativamente plano, o que está intimamente relacionado com um baixo ângulo do plano oclusal. Um perfil facial de plano oclusal alto é preferido devido à sua aparência esteticamente agradável. Para melhorar o perfil facial em doentes com uma oclusão funcionalmente normal, mas com um ângulo do plano oclusal baixo, pode ser efectuada uma cirurgia ortognática com rotação do complexo maxilomandibular no sentido dos ponteiros do relógio, mantendo o estado de oclusão normal existente. É importante que os pacientes com oclusão normal, submetidos a cirurgia ortognática, mantenham o seu estado oclusal pré-operatório após a cirurgia, de modo a evitar o tratamento ortodôntico.

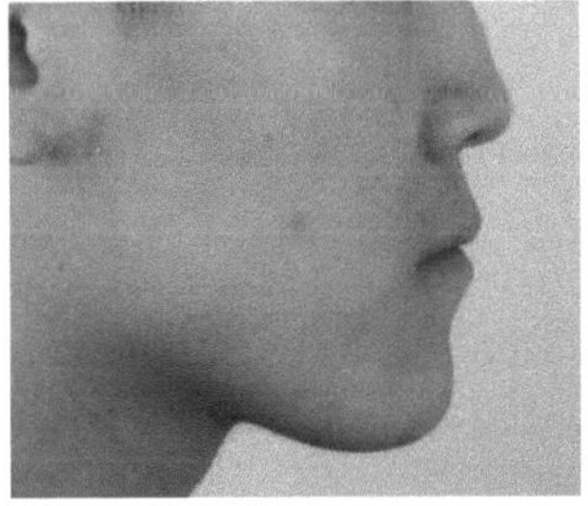

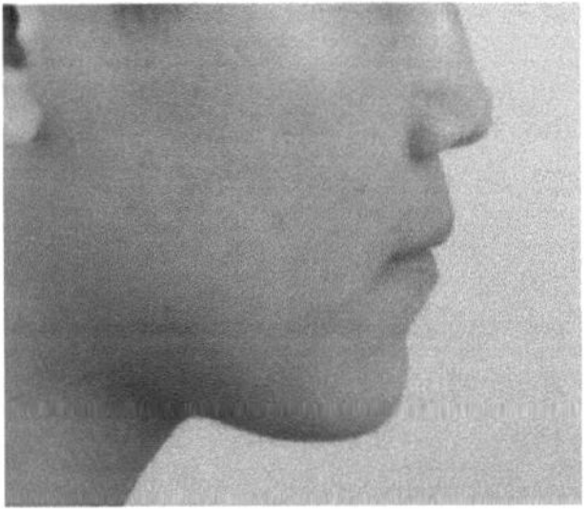

A alteração do ângulo do plano oclusal tem uma grande influência no perfil facial.

(A) Fotografias pré-operatórias e (B) pós-operatórias de um homem com cirurgia ortognática de dois maxilares sem qualquer tratamento ortodôntico.

COMPLICAÇÕES

Os procedimentos de cirurgia ortognática são frequentemente utilizados para corrigir deformidades esqueléticas de classe II e III do ângulo, deformidades dentomaxilofaciais e assimetrias maxilofaciais. Tal como em qualquer procedimento cirúrgico ortognático, podem ocorrer várias complicações pré-operatórias, intra-operatórias e pós-operatórias.

1. COMPLICAÇÕES PRÉ-OPERATÓRIAS

• **Erros de planeamento**: A simulação cirúrgica assistida por computador melhorou muito a eficiência e a precisão da cirurgia ortognática. A simulação cirúrgica assistida por computador permite que as deformidades dentofaciais sejam melhor visualizadas e avaliadas em relação à rotação, inclinação e guinada. Este plano virtual tridimensional pode então ser transferido para a sala de operações através de uma tala pré-fabricada. No planeamento tradicional do tratamento, o trabalho envolve a reprodução da discrepância oclusal num articulador semi-ajustável através da transferência do arco facial. A relação oclusal é referenciada através da medição de pontos fixos. A manipulação pode então ser completada com a correção oclusal subsequentemente montada de novo. Os erros e as imprecisões neste modelo de cirurgia podem contribuir para agravar os erros que, em última análise, são transferidos para a sala de operações e para o doente.

É essencial compreender os desafios funcionais e estéticos do doente para garantir que a cirurgia vai resolver as suas preocupações. É necessária uma educação adequada do doente para compreender não só a cirurgia em si, mas também o curso pós-operatório.

2. COMPLICAÇÕES INTRA-OPERATÓRIAS:

• **Hemorragia:** Pode ocorrer secundariamente a osteotomias maxilares ou mandibulares. Complicações hemorrágicas associadas a osteotomias através da maxila posterior têm sido bem documentadas. Os vasos mais frequentemente envolvidos incluem as artérias palatinas descendentes, o plexo venoso pterigoide, a artéria massetérica, a veia retromandibular e a artéria facial. A hemorragia venosa maxilar envolve mais frequentemente o plexo venoso pterigoide. Se a hemorragia for arterial, os vasos mais frequentemente associados são os ramos terminais da artéria maxilar, muitas vezes as artérias palatinas e esfenopalatinas descendentes. A cauterização dos vasos palatinos descendentes no momento da cirurgia pode evitar uma hemorragia pós-operatória. Durante a disjunção pterigomaxilar (fratura da maxila para baixo), a artéria maxilar e seus ramos são os mais suscetíveis a lesões. A hemorragia também pode resultar de uma fratura da placa pterigóidea posicionada superiormente após a disjunção pterigomaxilar que resulta em hemorragia da artéria carótida interna. Os bordos afiados das placas pterigóides destacadas, forçadas para trás durante a fratura descendente, estão implicados na laceracão da artéria carótida interna e da veia jugular.

• **Distúrbios neurosensoriais:** Um certo grau de perturbação neurosensorial é uma sequela inerente a qualquer procedimento ortognático.

Os factores que influenciam as perturbações neurosensoriais incluem:

✓ Idade do doente

✓ Natureza da lesão do nervo

✓ Variação da técnica cirúrgica

✓ Experiência do cirurgião

✓ Métodos utilizados para a avaliação (subjectivos ou objectivos)

• **Comunicação Oro-Antral:** Durante a cirurgia maxilar, o desenho da osteotomia segmentar deve ter em conta a anatomia relevante. O osso é mais espesso na linha média, onde o tecido é mais fino. As osteotomias na linha média têm maior probabilidade de resultar em lacerações palatinas e estas podem ter menor probabilidade de cicatrização do que quando uma laceração ocorre lateralmente, em tecido mais espesso. Por conseguinte, os cortes parassagitais para uma osteotomia segmentar perto do aspeto lateral do pavimento nasal colocam-nos sobre osso fino e tecido espesso, mais elástico e vascularizado. Na maioria dos casos, as pequenas lacerações não necessitam de tratamento e cicatrizam sem problemas. Se existir uma abertura maior, esta pode ser tratada colocando uma quantidade muito pequena de camada de membrana de colagénio na laceração; a área é seca e depois selada com derma bond.

3. COMPLICAÇÕES PÓS-OPERATÓRIAS

Após a cirurgia ortognática, é expetável algum grau de desconforto pós-operatório. Alguns pacientes podem apresentar dor extrema, inchaço prolongado, hematomas acentuados e infeção.

• **Infeção:** A infeção é obviamente uma complicação potencial. As infecções menores foram aquelas que demonstraram infecções superficiais da ferida e foram tratadas com pequenas incisões e drenagem com cobertura antibiótica contínua. As infecções graves foram definidas como aquelas que exigiam um desbridamento mais agressivo, enxerto ósseo, ou ambos.

• **Compromisso vascular:** Os problemas com a cicatrização de feridas podem dever-se a uma variedade de causas. Particularmente na cirurgia maxilar, isto pode envolver algum grau de necrose avascular do osso e dos tecidos moles. Os factores contribuintes associados à necrose avascular incluem:

✓ Tabagismo (impacto local e sistémico)

✓ Desenho da osteotomia

✓ Conceção e gestão de abas

✓ Movimento/rotação do segmento

✓ Esticar e comprimir o tecido

✓ Talas

• **Terapia endodôntica:** Após a cirurgia ortognática, a perda de vascularização da dentição é rara, mas a perda inicial de resposta à estimulação pulpar é comum. Pode ocorrer uma supressão da resposta à estimulação a longo prazo, mas não significa necessariamente que um dente necessite de terapia endodôntica. Os dentes, como todos os outros tecidos, podem magoar-se. Isto torna-se evidente com a descoloração inicial. Embora alguns dentes possam eventualmente apresentar necrose da polpa e necessitar de tratamento endodôntico, muitos dentes se recuperam sem tratamento, voltam à coloração normal e respondem ao teste pulpar.

• **Anomalias nasais:** Anomalias nasais podem ser observadas após a cirurgia maxilar. Como ilustrado, podem ocorrer as seguintes situações:

✓ Desvio septal

✓ Remoção inadequada dos cornetos (com desvio do septo pode aumentar a obstrução)

✓ Alargamento da base alar

✓ Sobre-rotação da ponta

✓ Deformações dorsais

A correção do septo das deformidades dorsais pode ser realizada no pós-operatório, se necessário, através de uma abordagem intra-oral.

• **Má oclusão:** Há uma variedade de pensamentos a considerar quando ocorre uma má oclusão pós-operatória. Abaixo, analisamos as más oclusões resultantes e as causas comuns.

Mordida aberta anterior imediata:

✓ Remoção inadequada das interferências posteriores com deslocação dos côndilos da fossa durante a fixação.

Desenvolvimento tardio da mordida aberta:

✓ Colapso da expansão transversal:

✓ Falta de métodos intra-operatórios para manter a expansão (enxertos, colocação de talas)

✓ Falta de esforços pós-operatórios do ortodontista para manter a expansão (arco transpalatino)

✓ Recaída ortodôntica

✓ Diminuição da altura vertical do ramo devido a reabsorção condilar

✓ Crescimento adicional

• **Disfunção da articulação temporomandibular:** Para a disfunção da articulação temporomandibular, é essencial a documentação completa da disfunção muscular e articular. A cirurgia ortognática pode beneficiar potencialmente a disfunção articular através do estabelecimento de uma oclusão equilibrada, estável e reprodutível. Os sintomas da articulação temporomandibular podem melhorar, deteriorar-se ou permanecer semelhantes aos que existiam antes da cirurgia.

• **Falha de Fixação:** Uma das complicações pós-operatórias mais comuns e significativas é a falha de fixação da osteotomia mandibular, geralmente resultante de dificuldade técnica durante a cirurgia. Isto pode ser problemático se não for reconhecido precocemente no período pós-operatório, porque é suscetível de resultar em má oclusão, não união e, potencialmente, rotação e reabsorção do segmento proximal.

Alguns dos sinais clínicos de falha de fixação ou não união incluem:

✓ Mobilidade palpável dos segmentos

✓ Evidência clínica de infeção persistente

✓ Tendência para mordida aberta

✓ Oclusão de classe III no lado afetado

✓ Desvio da linha média para o lado oposto

✓ Contacto prematuro no lado da não-união

CONCLUSÃO

Embora seja aconselhável esperar que os pacientes terminem o seu crescimento para realizar a cirurgia, há casos em que tal não é possível devido a factores psicossociais que são alterados positivamente após intervenções cirúrgicas. Relativamente à evidência disponível, embora esta seja escassa e os artigos disponíveis datem de há muitos anos, com amostras pequenas e pouco impacto, estes tendem a apresentar resultados semelhantes em termos de estabilidade a longo prazo, com múltiplos relatos de casos com resultados aceitáveis no que diz respeito à melhoria do aspeto psicossocial e ao aumento da qualidade de vida destes doentes. Devido às diferenças no tipo e magnitude da anomalia dentoesquelética de cada paciente, é necessário realizar avaliações individuais onde se definem os padrões de crescimento alterados e a influência dessas alterações no perfil psicossocial de cada indivíduo. Devido às circunstâncias em que estas intervenções são realizadas (stress psicossocial), é importante gerir as expectativas dos pais e das crianças, e alertar para a possibilidade de uma segunda intervenção cirúrgica após a paragem do crescimento.O tipo de deformidade facial presente e os vectores de crescimento específicos do paciente irão afetar o resultado cirúrgico e devem ser cuidadosamente avaliados antes da cirurgia. O doente e a família devem compreender os resultados esperados, os riscos potenciais e as possíveis complicações que podem ocorrer como resultado de uma intervenção cirúrgica precoce. Factores como a presença de um crescimento mandibular desproporcionado (excessivo ou deficiente) e a coexistência de patologia da ATM podem afetar significativamente o crescimento pós-cirúrgico e os resultados do tratamento e devem ser identificados e tratados adequadamente.

O sucesso da cirurgia ortognática depende da compreensão e interpretação dos desejos do paciente, correlacionando-os com o diagnóstico e, finalmente, desenvolvendo um plano de tratamento e executando-o com precisão. O desenvolvimento dos modernos procedimentos cirúrgicos ortognáticos maxilares teve diversas origens e contribuições históricas. Com o avanço da técnica e a introdução da anestesia hipotensiva segura, a osteotomia Le Fort I tem sido cada vez mais utilizada nas últimas quatro décadas. Ao longo dos anos, várias modificações das osteotomias, métodos ORIF e enxertos ósseos na maxila mobilizada continuaram a evoluir e a progredir. A osteotomia Le Fort I do maxilar é um dos principais procedimentos da cirurgia ortognática para o tratamento de deformidades esqueléticas faciais. A cirurgia, frequentemente utilizada em conjunto com a osteotomia sagital bilateral, é utilizada para corrigir irregularidades funcionais e estéticas nos três planos do espaço e pode ser utilizada no tratamento de uma vasta gama de más oclusões. Tradicionalmente, a cirurgia tem sido conhecida pela sua baixa dificuldade técnica e resultados fiáveis. As alterações nos tecidos moles do nariz, lábios e bochechas devido a este procedimento cirúrgico devem ser devidamente consideradas. A tendência recente tem sido a de minimizar o período de tratamento ortodôntico pré-operatório para reduzir o desconforto dos pacientes e melhorar a adesão. Além disso, a importância da cirurgia ortognática com o uso de MMA para o tratamento da AOS tem aumentado nos últimos anos. No entanto, a cirurgia ortognática não pode garantir resultados perfeitos em termos de equilíbrio dos tecidos moles, pelo que um procedimento adjuvante que inclua um enxerto de gordura simultâneo pode ser útil para corrigir as deficiências dos tecidos moles. No futuro, prevê-se o desenvolvimento e a implementação de vários tipos de cirurgia ortognática que incorporem tecnologia de IA ou robótica, para além da atual tecnologia virtual 3D utilizada para o planeamento cirúrgico e o fabrico de talas. A realização de cirurgia ortognática mesmo antes de qualquer movimento dentário ortodôntico (SFOA) oferece a vantagem única de abordar a queixa principal do paciente logo no início, melhorando assim a aceitação e a adesão do paciente ao tratamento global. Os resultados finais, em termos de estética facial, oclusão dentária e estabilidade, são semelhantes quando se utilizam as abordagens ortodôntica-primeira e cirúrgica-primeira. No entanto, há que ter em conta que tanto o cirurgião como o ortodontista devem ser cuidadosos, uma vez que existe um prémio na seleção dos doentes e ambos devem estar envolvidos como uma equipa durante todas as fases do tratamento, desde o diagnóstico até à descolagem. O risco de complicações é maior em pacientes com osteotomias segmentares Le Fort 1 ou movimentos anteriores superiores a 9 mm. São recomendados esforços para minimizar o movimento da maxila (por exemplo, com cirurgia de duas mandíbulas) para reduzir as complicações. Deve ser dada ênfase a uma ortodontia pré-cirúrgica adequada e a um planeamento pré-cirúrgico sólido para garantir resultados previsíveis e estáveis. É também imperativo planear e providenciar uma nutrição óptima, uma vez que a cirurgia ortognática apresenta muitos desafios fisiológicos que podem comprometer o estado nutricional, incluindo o catabolismo, o inchaço facial pós-operatório e o aumento das necessidades de azoto para promover a cicatrização de feridas. A premissa da cirurgia ortognática maxilar é, por conseguinte, uma abordagem multidimensional através do planeamento, execução e gestão pós-operatória.

BIBLIOGRAFIA

1. Reyneke, Johan P. Essentials of Orthognathic Surgery (Fundamentos da cirurgia ortognática). Quintessence Publishing (IL), 2010.

2. Fonseca, Raymond J. Cirurgia Oral e Maxilofacial: Cirurgia Ortognática. 2000.

3. Peterson, Larry J. Peterson's Principles of Oral and Maxillofacial Surgery (Princípios de Cirurgia Oral e Maxilofacial de Peterson). PMPH-USA, 2012

4. Proffit WR, Turvey TA, Phillips C. Cirurgia ortognática: Uma hierarquia de estabilidade. Int J Adult Orthodon Orthognath Surg. 1996;11(3):191-202.

5. Trainor P, Nieto MA. Jawsfest: novas perspectivas sobre as linhagens da crista neural e a morfogénese. Development 2003;130:5059- 5063.

6. Sarnat BG. Crescimento craniofacial normal e anormal. Algumas considerações experimentais e clínicas. Angle Orthod 1983; 53:263-289.

7. Scott JH. The growth of the human face. Proc R Soc Med 1954;47:91-100.

8. Edwards CB, et al. Estudo longitudinal da conclusão do crescimento esquelético facial em 3 dimensões. Am J Orthod Dentofacial Orthop 2007;132:762-768.

9. Buschang PH, Baume RM, Nass GG. Um gradiente de maturidade do crescimento craniofacial para homens e mulheres entre os 4 e os 16 anos de idade. Am J Phys Anthropol 1983;61:373-381.

10. Ferrario VF, Sforza C, Poggio CE, Schmitz JH. Crescimento craniofacial: um estudo tridimensional de tecidos moles desde os 6 anos até à idade adulta. J Craniofac Genet Dev Biol 1998;18:138-149.

11. Andrews LF, editor. Straight Wire: The Concept and the Appliance. San Diego, CA): LA Wells; 1989.

12. Lo FM, Shapiro PA. Efeito da extensão pré-cirúrgica dos incisivos na estabilidade da má oclusão por mordida aberta anterior tratada com cirurgia ortognática. Int J Adult Orthod Orthognath Surg 1998;13:23-34.

13. Sinclair PM, Kilpelainen P, Phillips C, et al. A exatidão das imagens de vídeo na cirurgia ortognática. Am J Orthod Dentofacial Orthop 1995;107:177-185.

14. Upton PM, Sadowsky PL, Sarver DM, Heaven TJ. Avaliação da previsão de imagens de

vídeo na cirurgia ortognática combinada da maxila e da mandíbula. Am J Orthod Dentofacial Orthop 1997;112:656-665.

15. Turvey TA, Journot V, Epker BN. Correção da deformidade da mordida aberta anterior: um estudo da função da língua, alterações da fala e estabilidade. J Maxillofac Surg 1976;4:93-101

16. Wolford LM. Manejo do paciente pós-cirúrgico. Em Fonseca R, Marciani R, Turvey T, editores. Cirurgia Oral e Maxilofacial. 2ª ed.. Vol III. St. Louis. Saunders Elsevier. 2008; pp. 396-418

17. Drommer R, Luhr HG. A estabilização de segmentos maxilares osteotomizados com miniplacas de Luhr em cirurgia de fenda secundária. J Oral Maxillofac Surg 1981;9:166-169.

18. Luyk NH, Ward-Booth RP. A estabilidade das osteotomias de avanço Le Fort I utilizando placas ósseas sem enxertos ósseos. J Maxillofac Surg 1985;13:250-253.

19. Edwards RC, Kiely KD. Fixação reabsorvível de osteotomias Le Fort I. J Craniofac Surg 1998;9:210-214.

20. Bays RA. Sistema de estabilização rígida para osteotomias maxilares. Oral Maxillofac Surg 1985;43:60-63.

21. Stringer DE, Boyne PJ. Modificação da osteotomia do degrau maxilar e estabilização com malha de titânio. J Oral Maxillofac Surg 1986;44:487-488.

22. Olson R, Laskin D. Expectativas dos pacientes em relação à cirurgia ortognática. J Oral Surg 1980;38:283-285.

23. Schaeffer J., The sinus maxillaires and its relations in the embryo, child and adult man. Anat 1910;10:313.

24. Klaff D. A anatomia cirúrgica da porção antero caudal do septo nasal: um estudo da área da pré-maxila. Laryngoscope 1956;66: 995.

25. Cottle M, et al. A abordagem maxila-premaxila para cirurgia extensiva do septo nasal. Arch Otolaryngol 1958;68:301.

26. Hollinshead WH. The Palate. Em Anatomy for Surgeons. The Head and Neck. 3ª ed. Philadelphia: J.B. Lippincott; 1982; pp 331-345

27. Hollinshead WH. Os Músculos Faciais. Em Anatomy for Surgeons. The Head and Neck. 3ª ed. Philadelphia: J.B. Lippincott; 1982; pp 292-300

28. Sewall E. Remoção cirúrgica do gânglio esfenopalatino. Ann Otol Rhinol Laryngol 1937;46:79.

29. Bell WH. Osteotomia Le Forte I para correção de deformidades maxilares. J Oral Surg 1975;33:412-426.

30. Bell W. Revascularização e cicatrização óssea após osteotomia maxilar anterior: um estudo com macacos rhesus adultos. Oral Surg 1960;27:249.

31. Siebert JW, et al. Suprimento sanguíneo do segmento maxilar Le Fort I: um estudo anatómico. Plast Reconstr Surg 1997;100:843- 851.

32. Brusati R, Bottoli V. Osteotomia segmentar anterior do maxilar, investigação experimental sobre o fornecimento vascular de segmentos osteotomizados. Fortschr Kiefer Gesichts Chir 1974;18: 90-93.

33. Nelson R, et al. Quantificação do fluxo sanguíneo após osteotomia Le Fort I. J Oral Surg 1977;35:10-16.

34. Ellis E, Tharanon W, Gambrell K. Um estudo sobre a exatidão da transferência do cotovelo facial: efeito da previsão cirúrgica e do resultado pós-cirúrgico. J Oral Maxillofac Surg 1992; 50:562-567.

35. O glossário de termos de prótese dentária. J of Prosthet Dent 2005; 94: 10-92. 4. Posnick JC, Ricalde P, Ng P. Uma abordagem modificada ao "planeamento de modelos" em cirurgia ortognática para pacientes sem uma relação cêntrica fiável. J Oral Maxillofac Surg 2006; 64:347-356.

36. Cottrell DA, Wolford LM. Sequência cirúrgica ortognática alterada e uma abordagem modificada à cirurgia de modelos. J Oral Maxillofac Surg 1994; 52: 1010-1020.

37. Xia JJ, Samman N, Wang D. Planeamento e simulação cirúrgicos tridimensionais assistidos por computador: Osteotomia virtual 3D. Int J Oral Maxillofac Surg 2000;29: 1-17

38. Kent JN, Hinds EC. Tratamento das deformidades faciais dentárias através de cirurgia alveolar anterior. J Oral Surg 1971;29:13.

39. Chamberland S, Proffit WR. Um olhar mais atento à estabilidade da expansão rápida do palato assistida cirurgicamente. J Oral Maxillofac Surg 2008;66:1895-1900.

40. Vandersea BA, Ruvo AT, Frost DE. Deficiência transversal da maxila - alternativas cirúrgicas ao tratamento. Oral Maxillofac Surg Clin North Am 2007;19:351- 368, vi.

41. Betts NJ, et al. Diagnóstico e tratamento da deficiência transversal da maxila. Int J Adult Orthod Orthogn Surg 1995;10:75-96.

42. Turvey TA, Schardt-Sacco D. Osteotomia de Lefort I. Em Fonseca R, editor. Cirurgia Oral e Maxilofacial. Philadelphia: WB Saunders; 2000; pp. 232-238.

43. Lanigan DT, Mintz SM. Complicações da expansão rápida do palato assistida cirurgicamente: revisão da literatura e relato de um caso. J Oral Maxillofac Surg 2002;60:104-110.

44. Shetty V, et al. Justificativa biomecânica para a expansão ortodôntica cirúrgica da maxila adulta. J Oral Maxillofac Surg 1994;52:742-749; discussão 750-751.

45. Babacan H, et al, Efeitos da expansão rápida da maxila e da expansão rápida da maxila assistida cirurgicamente no volume nasal. Angle Orthod 2006;76:66-71.

46. Berretin-Felix G, et al. Efeito a curto e longo prazo da expansão maxilar assistida cirurgicamente no tamanho da via aérea nasal. J Craniofac Surg 2006;17: 1045-1049

47. Johnston MC, Bronsky PT. Prenatal craniofacial development: new insights on normal and abnormal mechanisms. Crit Rev Oral Biol Med 1995;6:368-422.

48. Lu CH, Ko EW, Huang CS. A precisão da previsão de imagens de vídeo no resultado dos tecidos moles após cirurgia ortognática bimaxilar. J Oral Maxillofac Surg 2003;61:333.

49. Bundgaard M, Melson B, Terp S. Alterações durante e após a osteotomia maxilar total (procedimento Le Fort I): um estudo cefalométrico. Eur J Orthod 1986;8:21-29.

50. Rosen II. Estética lábio-nasal após osteotomia Le Fort I. Plast Reconstr Surg 1988;81:171-182.

51. Sanni KS, Campbell RL, Rosner MJ, Goyne WB. Oclusão da artéria carótida interna após osteotomia mandibular. J Oral Maxillofac Surg 1984;42:394-399.

52. Behrman SJ. Complicações da osteotomia sagital do ramo mandibular. J Oral Surg 1972;30:554-561.

53. Heufelder M, Wilde F, Pietzka S, et al. Precisão clínica do posicionamento maxilar waferless utilizando guias cirúrgicos personalizados e osteossíntese específica do paciente em cirurgia ortognática bimaxilar. Jornal de Cirurgia Cranio-maxilo-facial: Publicação oficial da Associação Europeia de Cirurgia Craniomaxilofacial. 2017;45(9):1578-85.

54. Turvey TA. Complicações intra-operatórias da osteotomia sagital do ramo mandibular:

incidência e tratamento. J Oral Maxillofac Surg 1985;43:504-509.

55. Teltzrow T, Kramer F-J, Schulze A, et al. Complicações perioperatórias após osteotomia sagital dividida da mandíbula. J Craniomaxillofac Surg 2005;33:307- 313.

56. Tuinzing DB, Greebe RB. Complicações relacionadas com a osteotomia vertical intra-oral do ramo. Int J Oral Surg 1985;14:319-324. 18. Lanigan DT, Hey JH, West RA. Necrose asséptica após osteotomias maxilares: relato de 36 casos. J Oral Maxillofac Surg 1990;48:142-156.

57. Hidding J, Lazar F, Zoller JE. O conceito de Colónia sobre osteogénese de distração vertical. Em Arnaud E, Diner PA, editores. Actas do Terceiro Encontro Internacional sobre Osteogénese de Distração Craniofacial. 2001; 14 a 16 de junho; Paris, França. Bolonha, Itália: Monduzzi; 2001.

58. Waite PD, Wooten V, Lachner J, et al. Cirurgia de avanço maxilomandibular em 23 pacientes com síndrome da apneia obstrutiva do sono. J Oral Maxillofac Surg 1989;47:1256.

59. Riley RW, Powell NB, Guilleminault C. Síndrome da apneia obstrutiva do sono: uma revisão de 306 pacientes cirúrgicos tratados consecutivamente. Otolaryngol Head Neck Surg 1993;108:117-125.

60. Hochban W, Conradt R, Brandenburg U, et al. Tratamento cirúrgico maxilofacial da apneia obstrutiva do sono. Plast Reconstr Surg 1997;99:619-626.

61. Prinsell JR. Cirurgia de avanço maxilomandibular numa abordagem de tratamento específica para apneia obstrutiva do sono em 50 pacientes consecutivos. Chest 1999;116:1519-1529.

62. Lee NR, Givens CD, Wilson J, Robins RB. Tratamento cirúrgico faseado da síndrome da apneia obstrutiva do sono: uma revisão de 35 pacientes. J Oral Maxillofac Surg 1999;57:382-385.

63. Bettega G, Pepin JL, Veale D, et al. Síndrome da apneia obstrutiva do sono cinquenta e um pacientes consecutivos tratados por cirurgia maxilofacial. Am J Respir Crit Care Med 2000;162:641-649

64. 9. Lyberg T, Kogstad O, Ojupesland G. Análise cefalométrica em pacientes com síndrome da apneia obstrutiva do sono. J Laryngol Otol 1989;103:287.

65. Lowe AA, Santamaria JD, Fleetham JA, Price C. Morfologia facial e apneia obstrutiva do sono. Am J Orthod 1986; 90:484.

66. Rivlin J, Hofstein V, Kalbfleisch J, et al. Upper airway morphology in patients with idiopathic obstructive sleep apnea. Am Rev Respir Dis 1984;129:355.

67. Riley R, Guilleminault C, Herran J, Powell N. Cephalometric analyses and flow-volume loops in obstructive sleep apnea patients. Sleep 1983;6:303.

68. Helm G, Stepke MT. Manutenção da posição pré-operatória do côndilo em cirurgia ortognática. J Craniomaxilofac Surg 1997;25:34-38.

69. 6. Aldridge T, Gulati A, Baker N. Teorias da cegueira adquirida após a osteotomia Le Fort 1. Br J Oral Maxillofac Surg. 2013;51:e86.

70. Bays RA, Bouloux GF. Complicações da cirurgia ortognática. Oral Maxillofac Surg Clin North Am. 2003;15:229-42.

71. Richardson D. Evitando complicações cirúrgicas na cirurgia ortognática. Em: Ward-Booth P, Schendel S, Hausamen J, editores. Maxillofacial surgery. 2ª ed. Londres: Churchill Livingstone; 2006. p. 1259-74.

72. Breeze J, et al. comReview É necessário um osteótomo para a disjunção pterigomaxilar ou disjunção através da tuberosidade durante a osteotomia Le Fort I? Uma revisão sistemática. Br J Oral Maxillofac Surg. 2016;54:248-52.

73. Precious DS, Morrison A, Ricard D. Separação pterigomaxilar sem a utilização de um osteótomo. J Oral Maxillofac Surg. 1991;49:98-9

74. Kendell BD, Fonseca RJ, Lee M. Suplementação nutricional pós-operatória para o paciente de cirurgia ortognática. J Oral Maxillofac Surg. 1982;40:205-13.

75. Olejko TD, Fonseca RJ. Suplementação nutricional pré-operatória para o paciente de cirurgia ortognática. J Oral Maxillofac Surg. 1984;42:573-7.

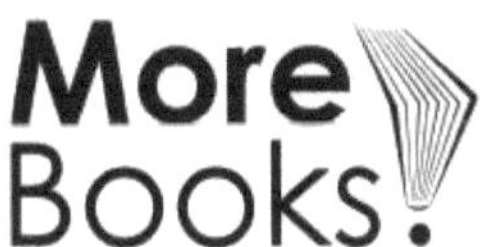

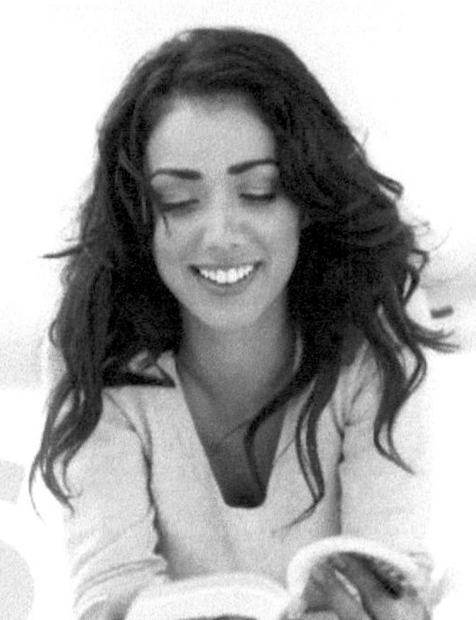

I **want** morebooks!

Buy your books fast and straightforward online - at one of world's fastest growing online book stores! Environmentally sound due to Print-on-Demand technologies.

Buy your books online at
www.morebooks.shop

Compre os seus livros mais rápido e diretamente na internet, em uma das livrarias on-line com o maior crescimento no mundo! Produção que protege o meio ambiente através das tecnologias de impressão sob demanda.

Compre os seus livros on-line em
www.morebooks.shop

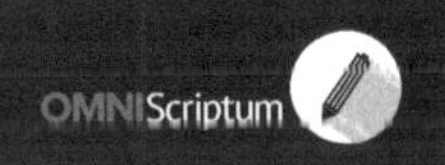

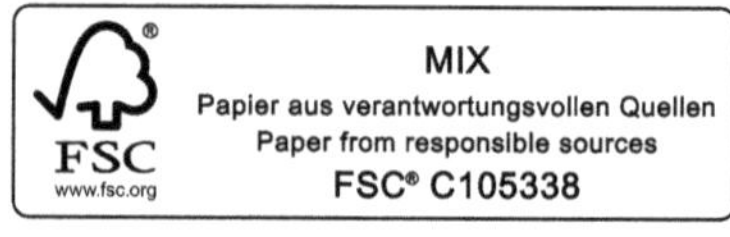